プロフェッショナル ワークバランス

ハイジニストワークでつまずかないための
78の秘訣

土屋 和子 著

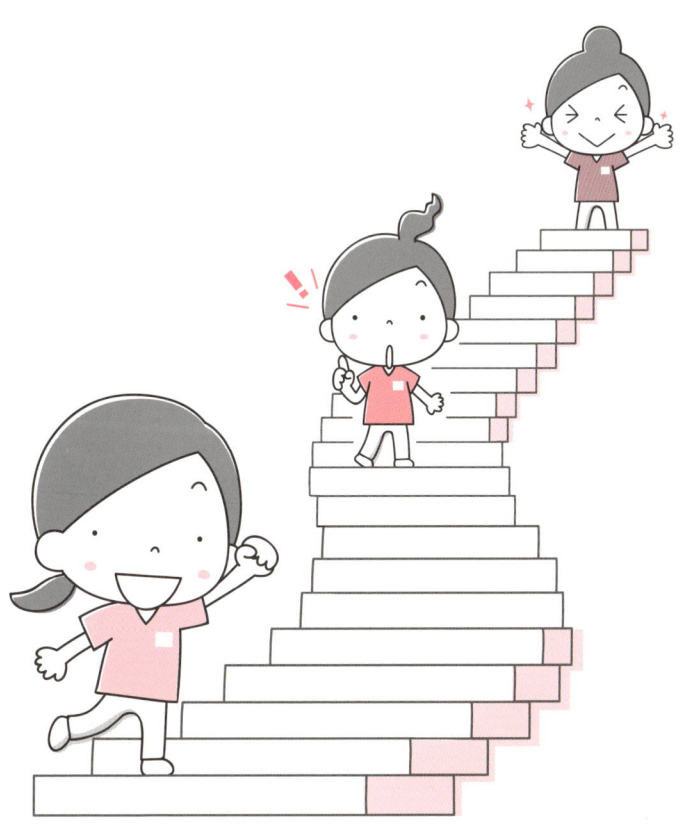

医歯薬出版株式会社

This book was originally published in Japanese
under the title of :

PUROFESSYONARU WAKU BARANSU
HAIJINISUTO WAKU DE
TSUMAZUKANAI TAMENO 78 NO HIKETSU
(Professional Work Balance
——The 78 secrets not to fail for hygienist work)

TSUCHIYA, Kazuko
Dental Hygienist
© 2015 1st ed.
ISHIYAKU PUBLISHERS, INC.
   7-10, Honkomagome 1 chome, Bunkyo-ku,
   Tokyo 113-8612, Japan

はじめに

「それは和子さんだからできたのでしょう．私には無理だと思います」
そう言う彼女の表情は暗く，諦めの心境が感じ取られました．

キャリアを重ね，たくさんの方々から相談されるようになりました．
"仕事の捉え方"や"職場での人間関係"，"将来の不安"など，その悩みに筆者自身の体験から考えたことや行動したことをお話しさせて頂いていましたが，ある時に言われた冒頭の言葉が筆者の人生を変えるきっかけになりました．

"自分の体験から主観的なアドバイスをしてもあまり参考にならない"
そのことに気がついたのです．

そこでNLP（神経言語プログラミング）やLABプロファイル®を学び，2011年に全米NLP協会公認トレーナー，2015年にLABプロファイル®公認エキスパートの資格を得て，カウンセリングやコーチングのスキルを身につけました．
そして，それらのスキルを身につけることにより，何よりも筆者自身がネガティブな体験に客観性のある対応ができるようになり，その後の人生がとても楽に充実したものになりました．

本書は，20代から30代半ば位までの歯科衛生士から，実際に筆者のもとへ寄せられた多くの悩みにお答えしたものをまとめました．そして，"考え"や"行動"の助けになるであろう「STEP UP のためのHINT」や「COLUMN」を随所に収載しました．

本書を手に取ってくださる方が仕事を楽しみ，人生が謳歌できるよう，参考になることがあれば嬉しいです．

2015年秋
土屋 和子

プロフェッショナル ワークバランス
ハイジニストワークでつまずかないための 78の秘訣

CONTENTS

- はじめに ……………………………………………………………… iii
- あなたの仕事観を知ろう ……………………………………………… 1

Chapter 1 ● キャリア1年目〜2年目

お悩み01 失敗ばかりして怒られる …………………………………… 12
　COLUMN 1　失敗はない …………………………………………… 16

お悩み02 なかなか覚えられないので困っています ………………… 17
　HINT ❶　大事なことを長期記憶にする …………………………… 20

お悩み03 院長をはじめ年長者のスタッフが苦手 …………………… 22
　HINT ❷　ものごとの捉え方 ………………………………………… 25
　COLUMN 2　ネガティブな記憶のセルフケア …………………… 26

お悩み04 拘束時間が長く生活に余裕がありません ………………… 28
　COLUMN 3　フリーランスへの道 ………………………………… 31
　HINT ❸　ストレスは歓迎しよう！ ………………………………… 32

お悩み05 患者さんが私の話を聞こうとしてくれない ……………… 34
　HINT ❹　主導する場づくり ………………………………………… 37
　HINT ❺　見た目がすべて …………………………………………… 38

お悩み06 患者さんから「あなたのやり方では嫌！」と
言われてしまいました ……………………………………… 40
　COLUMN 4　詳細と全体を臨機応変に！ ………………………… 43
　HINT ❻　一瞬にして信頼関係を構築する要領 …………………… 44
　HINT ❼　笑顔の訓練──頰筋と眼 ………………………………… 47
　COLUMN 5　自分のことは自分でわかっている？ ……………… 48

CONTENTS

- **お悩み07** LINEなどで群れることが苦手です．スタッフとどう関わればいいのかわかりません ……… 50
  - COLUMN 6　LINEやSNSの落とし穴 ……………………………… 53
  - COLUMN 7　1万時間の法則に学ぶ ……………………………… 54

Chapter 2 ● キャリア3年目〜4年目

- **お悩み08** △年後の自分はどうなっているのだろう… ……………………… 56
  - HINT ❽　"目標"って，もたなくてはいけないのですか？ ……… 58
- **お悩み09** キャリアアップはどうするの？ ……………………………… 59
  - COLUMN 8　ハーバード大学の落書き ……………………………… 62
- **お悩み10** 後輩の育成を任せられますが，自分の仕事に自信がもてません … 64
  - HINT ❾　フィードバックの価値 ……………………………… 66
  - HINT ❿　先輩としての5つの心構え ……………………………… 68
  - HINT ⓫　後輩を育てる指示の出し方 ……………………………… 69
  - COLUMN 9　自信に満ちたボディランゲージの効果 ……………… 70
- **お悩み11** 職場の同僚が嫌いです ……………………………………… 71
  - COLUMN 10　「あなたのために」の裏側にある心理 ……………… 75
  - COLUMN 11　人の悪口や愚痴を言う人 ……………………………… 76
  - HINT ⓬　職場が"なかよしクラブ"であってはいけない理由 … 77
- **お悩み12** 患者さんから担当を代えてほしいと言われました ……………… 78
  - HINT ⓭　あなたの立ち振る舞いは大丈夫？ ……………………… 80
  - COLUMN 12　苦言を受けた時の対処の仕方 ……………………… 82
  - COLUMN 13　"第一印象"と"第一感" ……………………………… 83
- **お悩み13** "院長に伝えること"が難しいです ……………………………… 84
- **お悩み14** これって，パワハラじゃないですか？ ……………………… 87
  - COLUMN 14　辞職の理由 ……………………………………………… 90
  - HINT ⓮　実践する！感情のコントロール方法①　気づきを得る … 92
  - HINT ⓯　実践する！感情のコントロール方法②　ネガティブな感情のコントロール法 ……………………… 93
- **お悩み15** 残業手当もなく，有給休暇もありません．労働基準法に違反していませんか？ ……………………… 94
- **お悩み16** 仕事に行くのが怖いです… ……………………………… 97
  - COLUMN 15　ある客室乗務員のセクハラ対応 ……………………… 99
  - COLUMN 16　心的外傷　深刻な惨事ストレス ……………………… 100
  - COLUMN 17　オリジナルマニュアル作成のすすめ ……………… 102

Chapter 3 ● キャリア5年目〜

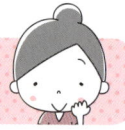

- **お悩み17** 後輩ってどう育てるのですか？ …… 104
  - HINT ⑯ モデルをみつけよう！ …… 106
- **お悩み18** 院長と後輩スタッフの間で板挟みになっています．ストレスを感じ，とても辛いです …… 107
  - COLUMN 18 「経営者の想いVSスタッフの想い」の根本的な違い …… 111
  - HINT ⑰ チーフや指導者であるあなたに必要な能力 …… 112
- **お悩み19** "プロフェッショナル"って何ですか？ …… 115
- **お悩み20** この歯科医院に勤め続けていいの？ …… 119
  - HINT ⑱ 自分が望むこと・望まないことを知る方法 …… 122
  - COLUMN 19 夢をもつこと …… 124
- **お悩み21** 仕事が楽しいとは思えません… …… 125
  - COLUMN 20 ネガティブな言動にも深い意味がある …… 128
  - HINT ⑲ ポジティブになる訓練 …… 129
  - COLUMN 21 手を差し伸べてほしい時 …… 132
- **お悩み22** 治療について患者さんを説得するように指示されました．どうしたらよいでしょう …… 133
- **お悩み23** 結婚をしたいのですが，仕事との両立に自信がありません …… 136
  - HINT ⑳ "27歳症候群"を乗り越える …… 139
  - COLUMN 22 出産のバイオロジカル・クロック …… 140
  - COLUMN 23 人生のタイムラインの描き方 …… 141
  - COLUMN 24 離職率が高い理由 …… 142
- **お悩み24** 子育てをしながらの仕事は職場に気を遣う …… 143
  - HINT ㉑ "育児"を1人で抱え込まない …… 145
  - HINT ㉒ 職場復帰の人が歓迎されるために …… 146
- **お悩み25** 子供を保育園に預け仕事をするのは母親失格ですか？ …… 148
- **お悩み26** とにかく腹が立ちます！こんな気持ちどうすればいいですか？ …… 151
  - HINT ㉓ "怒る"と"叱る"の違い …… 155
  - COLUMN 25 怒りの処方箋 …… 156
  - COLUMN 26 「なぜできない？」と問い詰めないようにしましょう …… 158
  - COLUMN 27 イライラする先輩へ「後輩に任せてみよう！」 …… 159
- **お悩み27** 学会認定資格を取りたい …… 160
  - COLUMN 28 "負の眼鏡"をかけられると…──負の連鎖 …… 162

● おわりに …… 163

本文デザイン ●株式会社ビーコム／本文イラスト ●いけだあけみ

あなたの仕事観を知ろう

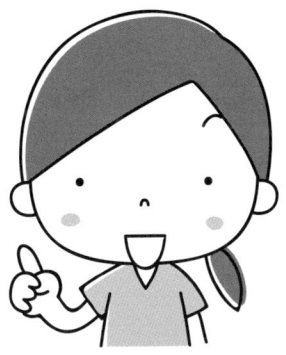

あなたの仕事観を知ろう

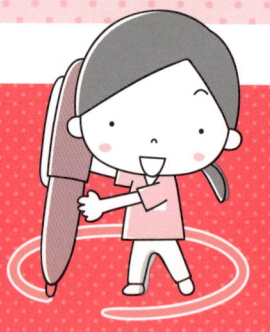

以下の質問に対し，回答を選んでいきましょう．すべての問いに答えたら，アドバイスページへ進み，自分にピッタリのアドバイスを受け取りましょう！

1 新しく入社するスタッフのために，4月までの2カ月間で治療手順や準備するもののマニュアルを新しく作ることになりました．あなたに当てはまるものを2つ選んでください．
 ① 4月の完成を目指して早速始める
 ② 日頃の業務に支障が出ないようにするにはどうしたらよいか考える
 ③ 治療項目を分類してできるところから画像や文章を当てはめていく
 ④ 治療の1つ1つの手順を追って1から順に完成させていく

2 革新的な歯周病の検査方法が開発され，その検査に関するセミナーが開催されるとの情報が院長から知らされました．あなたに当てはまるものを1つ選んでください．
 ① ただでさえ忙しい日常なので，新しい検査方法を取り入れたくはない
 ② 革新的な検査方法というものに興味がある
 ③ あまり興味はないが取り入れるならば学び，少しずつできるようになりたいと思う

3 どんな時に仕事がうまくできたと思いますか？　どちらかを選んでください．
　① 患者さんから「ありがとう」と感謝の言葉をかけられた時
　② 治療の成果が上がったと自分で判断できた時

4 歯科治療はチーム医療であり，スタッフのチーム力が大切だと考えられます．そして，各ポジションにおいてそれぞれがプロフェッショナル性を高めることも大切です．あなたはどう考えますか？　あなたに当てはまるものを1つ選んでください．
　① 各ポジションにおける個人のプロフェッショナルとしての力量が大切である
　② スタッフそれぞれが責任をもって，役割を果たすことが大切である
　③ 歯科治療は共同責任ですので，私たちみんなで治療に取り組むことが大切である

5 新しくスタッフが入社しました．そのスタッフの仕事ぶりに納得するには何が必要ですか？　あなたに当てはまるものを1つ選んでください．
　① 何度か仕事ぶりを確認する
　② 直観で仕事ができるかどうかわかる
　③ ある一定の期間の仕事ぶりを確認する
　④ 思わぬところで失敗するかもしれないので慎重に仕事ぶりを確認する

回答記入欄

| **1** | + | | **2** | |
| **3** | | **4** | | **5** | |

アドバイスページへ

あなたの仕事観に対する分析&アドバイス

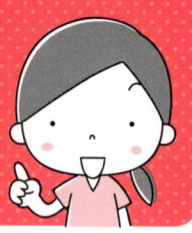

1 ①＋② を選択した人

新たにマニュアルを作成するなど，忙しい日頃の業務に加えて何かを始める場合，「早く完成させよう」という気持ちと，「毎日の忙しい業務に支障がでないように，十分に参考資料を揃えて準備しなくては…」という気持ちが相まって焦りますね．でも，あなたはマニュアルが完成された時の達成感をリアルに想像しながら，どのようなことを参考にすれば失敗しないか…と，考えることのできる人です．

> **ADVICE** 「完成が間に合わなかったら…」と不安になるより，「見落としがないように，参考資料を準備し，完成に一歩近づいた」と捉えると楽になるでしょう．

①＋③ を選択した人

あなたはクリエイティブな人で，日頃の業務に就きながらもマニュアルを完成させるためのアイデアがつぎつぎ浮かんできますね．しかし，それぞれの内容を一連の流れに沿ってマニュアルとしてまとめることは得意ではないかもしれません．マニュアルは初心者が参考にするためのも

のですから，1つ1つ順序立てて手順を書きこんでいけば素晴らしいものが完成しますね．

ADVICE 付箋に思いつく業務内容を書き込み，順番に並べてみると良いかもしれません．

①＋④ を選択した人

あなたはマニュアルを完成させるために1つ1つの手順を大事にし，初心者にもわかりやすい導きができる人ですね．加えて，よくある問題を予知することに意識を向けることも大切ですね．

ADVICE 日頃の業務をきちんとこなしながら，完成までの過程を大事にして，所どころで周囲のスタッフのアイデアを参考にすると，より完成度の高いマニュアル作成を終了させることができるでしょう．

②＋③ を選択した人

あなたは「早くマニュアルを完成させなければ間に合わない」と焦りを感じながら，日頃の業務の中にいくつかの問題があることを発見しますね．そして，その発見をマニュアルに反映させなければ，スムーズに日頃の業務を行うこともできないと気づくでしょう．1つ1つ手順に沿ってマニュアルを完成させるのは大変な作業ですが…．

ADVICE あなたのマニュアルによって多くのスタッフが失敗することなく仕事を進めることができるようになるでしょう．

②＋④ を選択した人

あなたはマニュアルが完成できなかった場合には，日頃の多忙な業務に新人スタッフへの教育が加わることがどんなに大変なことであるかを想像してしまいますね．そして，あなたは何も知識をもたない未経験のスタッフを混乱させることなく，順序良く教えることができる人です．

> **ADVICE** 日頃の業務においてどのような問題があるのかにも気づき，仕事のスタートから終了までを滞ることなく進めていけるように，マニュアルを完成させることができるでしょう．

③＋④ を選択した人

あなたはマニュアルを完成させるためのアイデアをたくさんもち，写真や図を用いながら手順に沿った1つ1つの仕事を上手く組み込み，1日の仕事の流れについて新人スタッフが理解できるようなマニュアルを作成するでしょう．

> **ADVICE** 日頃の業務に支障がでないようにマニュアルを完成させることにも意識を向けると良いでしょう．

2　① を選択した人

あなたは変わらない安定した仕事を求めます．今までにないことを要求されたり，新しいことを取り入れるにはストレスを感じるかもしれません．そして，経営者の多くは安定した収入を得るためにも…．

> **ADVICE** 常に少し進歩することが数年後に全く違った成果につながると考えていることを知る必要があるでしょう．

② を選択した人

あなたは斬新なことに興味をもち，常に変化を求め自分を発展させたいと思っていますね．変化のない毎日が続くことに退屈するかもしれません．そして，変わろうとしない人にイライラするかもしれませんが….

> **ADVICE** 誰もがあなたのように大きな変化を求めているものではないということも受け入れられるようになると良いでしょう．

③ を選択した人

あなたは大きな変化に戸惑うことがあるでしょうが，小さな変化は受け入れ少しずつでも自分を発展させたいと思っていますね．斬新な変化を求める人も変わらない安定を求める人も理解できるでしょう．

> **ADVICE** 時にはびっくりするような大きな変化があったとしても少しずつ自分を順応させていくことができるでしょう．

3 ① を選択した人

あなたは自分の行ったことが人にどのような影響を与えたかが気になりますね．人からの評価が気になるでしょうが….

> **ADVICE** 自分の仕事を自己評価したり，仕事の結果や成果に意識を向けることも大切ですね．

② を選択した人

あなたは人の意見に左右されることなく成果を追求していくことができ

る人です．時には過程よりも結果を重視するあまり冷たい人として評価されるかもしれません．そのような人からの評価は気にならないでしょうけれど…．

> **ADVICE** あなたにとって必要な情報であることもあります．他者を思いやる気持ちに意識を向けることも大切ですね．

4 ① を選択した人

あなたは仕事において協調性を発揮したり，共同で作業をすることを苦痛に感じるでしょう．一人で仕事を成し遂げるほうが達成感も得られやすいのかもしれません．

> **ADVICE** 歯科治療は患者さんの理解や協力が得られなくては成果を上げることはできません．そのことに意識を向けるとお互いの立場が明確になり，個人としてもより確実に責任を果たすことができるでしょう．

② を選択した人

あなたはスタッフがそれぞれ個人として，専門家としての責任を果たしながら，チームになって歯科治療に臨むことが大切だと考える人です．歯科医師をはじめ，コデンタルスタッフ，患者さんと共に歯科治療における理想的なチーム医療が実現できるでしょう．

> **ADVICE** 時には，孤立しているスタッフが気になったり，個人的な責任を押し付けられることに不満を感じるでしょうけれど，チーム医療の本質を理解するあなたはその対処の仕方も心得ているはずです．

③ を選択した人

あなたは歯科治療にはチームみんなで一緒に取り組み，仕事の責任もみんなで一緒にもつべきだと考えられるようです．

ADVICE ともすれば，個人的な能力を発揮するよりもみんなに協調することに重きが置かれ，個人の成長が妨げられることもあることを心得ると良いでしょう．

5 ① を選択した人

あなたはスタッフの仕事を評価するには何回か確認する必要があると考えるようです．

ADVICE 時には長い目で見ることや，自分の直感を信じることも必要かもしれません．

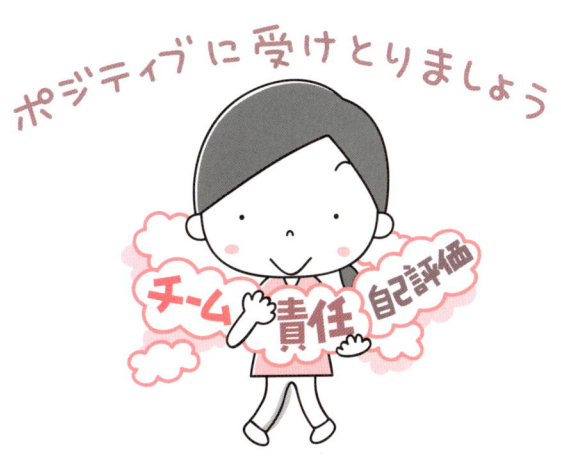

② を選択した人

あなたはスタッフの仕事を直感で評価します．そして，その判断は揺るぎないものとして思い込むでしょう．

> **ADVICE** 時には評価に時間をかけたり，何回か繰り返して評価することも必要かもしれません．

③ を選択した人

あなたはスタッフの仕事を評価するにはある程度の期間が必要だと考えるようです．

> **ADVICE** 時には何回か仕事を見てあなたの直感を信じることも必要かもしれません．

④ を選択した人

あなたはスタッフの仕事ぶりをなかなか信じられないようです．確実な評価を得るには何かが足りないと疑うでしょう．

> **ADVICE** 時にはある程度の期間を設定し，何回か仕事ぶりを評価して自分の感じたことを信じることも必要かもしれません．

※本項は，LABプロファイル®言語と行動の特性に基づいてまとめました．

Chapter 1

キャリア1年目～2年目

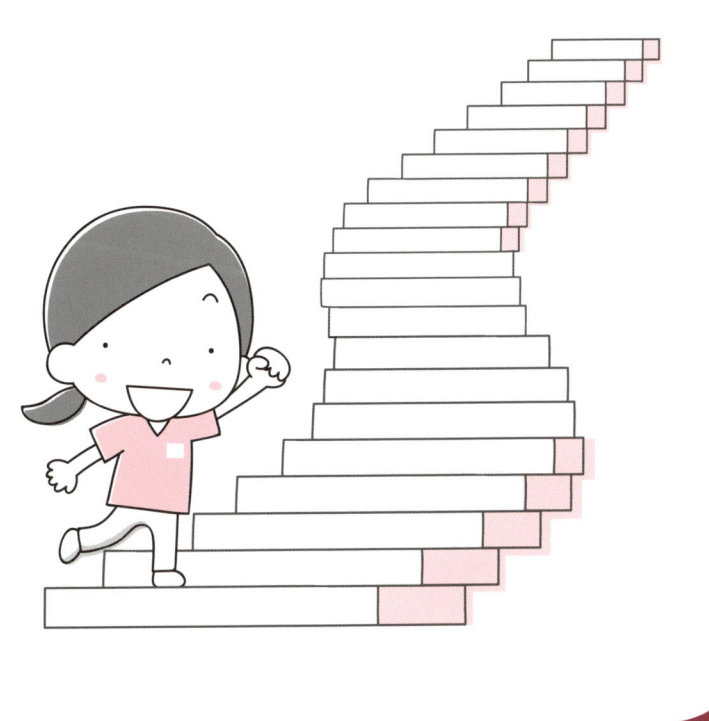

お悩み

01

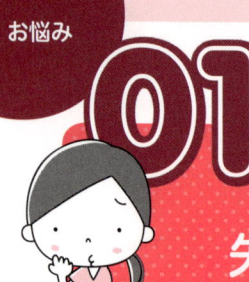

失敗ばかりして怒られる

新卒で就職したばかりの歯科衛生士です．
失敗ばかりして，そのたびに怒られるので嫌になります．
次第に顔色を窺（うかが）うようになり，いつもビクビクしてしまいます．
仕事がちっとも楽しくありません．

 具体的に失敗した時にどう感じますか？
考えてみましょう

怒られるのが嫌です．
特に患者さんの前でも怒られることが，恥ずかしくて辛いです．
まだキャリアが短いので，もっと優しくしてほしいと思います．

 自分と対話してみてはどうですか？

"怒られて"いたのかな？　"注意されて"いただけかな？
それは，何のため？　私を成長させるため？

Chapter 1　キャリア1年目〜2年目

患者さんの前で怒られると，患者さんにはもう私をプロとして受け入れてもらえないのじゃないかと不安になってしまう？
私はもうプロではないのかな？
…でも，怒らないで優しく教えてほしい….
だって私は経験のない新人なんだから….

ADVICE

こう考えてみたらどうかしら？

"私をプロに育てるため"のアドバイス

怒られていると感じるのは，"思い込み"かもしれないですね．

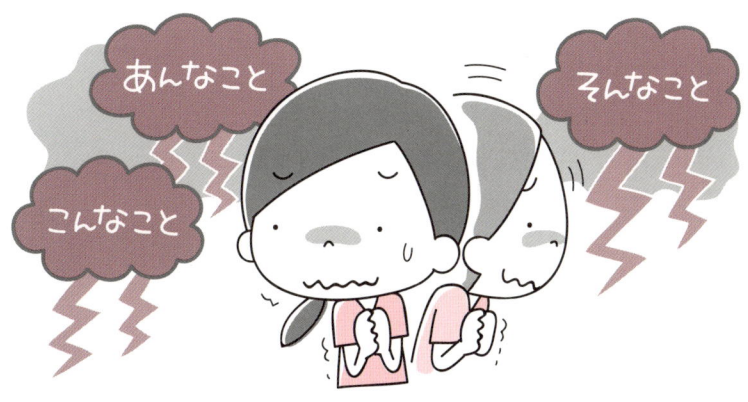

一通りの仕事を覚えるまでは,「教えてもらっている」と謙虚に受け止め,確実に早く仕事を覚えましょう．

患者さんの前で怒られたら

「はい．わかりました」と,はっきり声を出して言いましょう．

大人の患者さんなら,新人さんが一生懸命仕事を覚えようとしている姿は微笑ましく感じるものです．
そこで,あなたがモジモジしたりはっきりしない態度であれば,「なんだか頼りないなぁ」という印象を与えてしまいます．

> 参照 **COLUMN ❶** ●失敗はない (16ページ)

仕事を楽しむには…

まず,"失敗"の捉え方を変えてみましょう．

失敗というのは「うまくいかなかった」ということですが,
「うまくいかなかった」というのは,
「うまくいかない方法がわかった」ということです．
つまり,失敗から学ぶことができるのです．
同じ失敗を何度か繰り返すこともあるかもしれません．
その都度,そこから学びましょう．

「同じ失敗を繰り返すことから,学ぶことは何か？」
そう問いかけて考えてみてください．
どう行動すればよいのかがわかってくるでしょう．

もしわからなかったら「教えてください」と，院長や先輩に聞いてみましょう．

優しくしてほしいのは？

"自分を認めてほしい"との気持ちの表れです．

「院長や先輩は経験があるけれど，新人の私には経験がないのだから，**怒らないで優しくしてもいいでしょう**」との欲求です．
院長や先輩があなたを「プロとして育ってほしい」という期待をもっているとすれば，熱く感情的に怒るのも当然かもしれません．
反対に「無視された」ら，どう感じますか？
「見放された」ように感じるのではないでしょうか？
自分の存在さえ認めてもらえないような感じ…とは，辛すぎます．
優しさを求めるよりも，まずは期待に応えられるようになりましょう．

院長や先輩たちにお願いしたいこと

患者さんの前での注意やアドバイスは，患者さんにも気を遣わせてしまいます．
どうか，患者さんの耳に入らないよう少し離れたところでアドバイスをしてください．

参照 HINT 23 ●"怒る"と"叱る"の違い（155ページ）

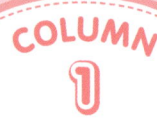

失敗はない

何かに失敗した時，その失敗をどのように捉えるかで結果が全く違ったものになります．

トーマス・エジソン（Thomas Alva Edison 1847–1931）は，アメリカ合衆国の発明家，起業家であり，生涯を通して電球をはじめとする約1,300もの発明に携わった「発明王」と称されています．よく知られているエジソンの名言をご紹介しましょう．

◇失敗なんかしちゃいない．うまくいかない方法を一万通り見つけただけだ．
I have not failed. I've just found 10,000 ways that won't work.

◇人生における失敗者の多くは，諦めた時にどれだけ成功に近づいていたかに気づかなかった人たちである．
Many of life's failures are people who did not realize how close they were to success when they gave up.

失敗したということは，「こうすれば失敗する」ということがわかったということです．
そう考えると失敗は失敗ではなく，成功するための過程だと思えます．
失敗を恐れることなく成功するための方法を探すべきでしょう．
本当の失敗は「諦める」ことです．

お悩み

Chapter 1　キャリア1年目〜2年目

02 なかなか覚えられないので困っています

仕事がなかなか覚えられません．
先輩たちにも迷惑を掛けてしまっていて，心苦しく感じています．

 具体的に何が覚えられないのか，考えてみましょう

薬品の名前？
器材の収納場所？
アシストワークの手順？
患者さんごとに適応させるハイジニストワーク？

 \HINT/ "人は忘れるもの" です

実は，人は忘れることで生きることができるのです．
嫌なことや辛いことは忘れないと（記憶を小さくしないと）苦しくて生きていけません．

ですから、"人は忘れるもの"と、認識しましょう．
そのうえで、大事なことを忘れない工夫をしていきましょう．

 HINT 18 ●自分が望むこと・望まないことを知る方法（122ページ）

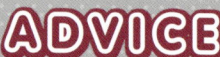

あなたらしい"覚える工夫"をしてみましょう

"写真"を撮る

器材の収納や、アシストワークに使用する器材は全て写真撮影して、通勤車内など時間がある時に繰り返しみて覚えましょう．

"声"に出す

何度も復唱して聴覚を刺激しながら覚えましょう．

"マニュアル"を作る

写真を貼ったり、手順を記入したりしながら自分用にマニュアルを作成して覚えましょう．

写真撮影・整理・貼る・手順をメモ・手順を、言語文章化・マニュアル作成・確認と、何度もさまざまな方法で記憶するチャンスがあります．

Chapter 1　キャリア1年目〜2年目

"サブカルテ"を活用しましょう

会話の内容や患者さんの様子，変化，施術内容など患者さんの情報を記録します．読み返すことで理解が深まります．

"学習の五段階"をご紹介しましょう

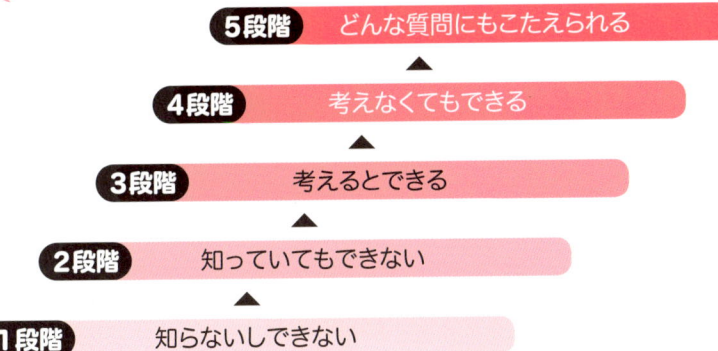

学習する時は，今自分はどの段階にいてどの段階をめざすのか？　その目標をはっきりさせると学習成果が上がりやすくなります．

覚えるには期間を設定し，体験しましょう

「器材の収納場所は○日までに覚えよう」と，覚える期限を設定してみましょう．小さなことでも，実際に体験し達成感を味わうことで自信がついてきます．
自信がついてくると，覚えることも楽しくなっていきます．

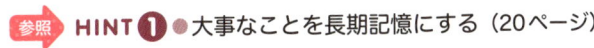

参照　HINT ❶ ●大事なことを長期記憶にする（20ページ）

STEP UP のための HINT ❶

大事なことを長期記憶にする

年齢と共に記憶力が低下してくるとは言われますが，意外にも大事なことは詳細まで記憶しているものです．
それは，過去の体験から記憶するべきことの意味づけや関連づけができるからではないかと思います．

ここでは，記憶について研究されたことにふれてみましょう．
ドイツの心理学者であるヘルマン・エビングハウス（Hermann Ebbinghaus 1850–1909）は，無意味な音節を記憶し，その再生率を研究し，忘却曲線として表しました．
その結果，無意味な音節の記憶は1日で急激に約3/4を忘却しますが，その後はゆるやかに忘却することがわかりました（図1）．
この研究は無意味な音節の記憶ですので，意味づけのない記憶は1日で多くを忘却すると考えられます．

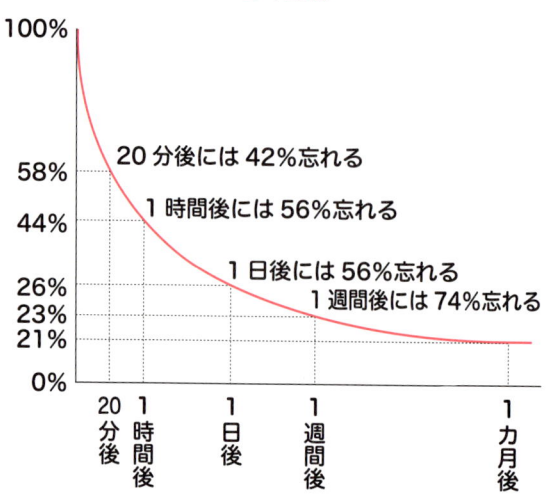

図1　エビングハウスの忘却曲線

そのため，大事なことの記憶は，記憶することに関連するエピソードと共に覚えたり，すでに覚えているものの意味や概念につなげて記憶すると，長期的に保持する記憶（長期記憶）とできるようです．

たとえば，インプラント手術の手順を覚えようとする場合，器具の名前と手順だけを覚えようとするのではなく，顎骨の解剖学に関連づけ，使用する目的や意味を理解しながら覚えると長期記憶になるのではないでしょうか．
そして，1日後 → 1週間後 → 1カ月後と繰り返し復習すると，その記憶を確かなものにすることができるようです（図2）．

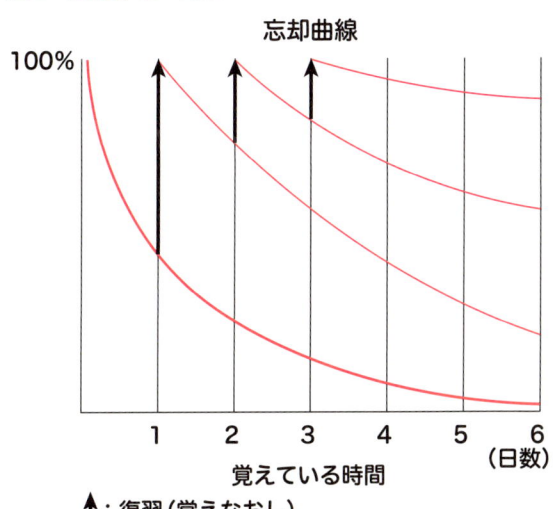

図2　反復学習の効果

お悩み

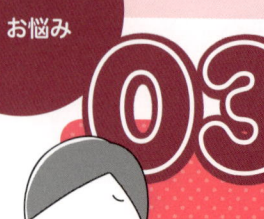

院長をはじめ年長者のスタッフが苦手

院長や年長者のスタッフが苦手です．
緊張してしまい，怖く感じて話もできません．

 具体的に何をどう感じますか？

威圧的に感じ，視線を察しただけで怒られるのではないかと思ってしまいます．

 \HINT/
自分の過去の体験に意識を向けてみましょう

過去に人をとても怖いと感じたことはありますか？
あるとしたらそれはいつ頃で，どんな場面でしたか？

父は仕事人間だったようで，帰りも遅く，いつも疲れているようで不機嫌でした．

とてもよく怒る人で，小学生になる前の幼い私はいつもビクビクしていたのを覚えています．
父が怒り始めると，母の機嫌も悪くなり，どうしていいかわからなくなりました．
それは，中学生の頃に父が癌で亡くなるまで変わりませんでした．

注）過去の恐怖体験の度合いが大きすぎる場合，無意識ではその体験を「無かったこと」として記憶から抹消している場合があります．

ADVICE

過去に，怒られたり注意をされたりなど"恐怖を感じた体験"から，その人に似た外見や年齢の院長やスタッフに苦手意識をもってしまうことがあります．
過去の人物とは別人だと理解しながらも，似ている人物に対しネガティブな感情が沸き起こり，自ら心を開くことができず，孤立感や疎外感に苦しむことがあります．

"恐怖を感じた経験"は，"今ここ"に起きていることでしょうか？

幼い頃の辛い体験であり，それは**"脳の中の記憶"**でしかありません．

今ここに起きていることではないのです．
脳内の記憶を"壁紙を貼り替えるように"元の壁紙をはがし，新しい壁紙に張り替えることができると恐怖感を克服できるかもしれません．

 HINT ❷ ●ものごとの捉え方（25ページ）

 COLUMN ❷ ●ネガティブな記憶のセルフケア（26ページ）

大切な気づき

完全に消し去ることは不可能でも，「今ここに起きていることではない」と気がつくだけでも心が軽くなります．
そして，どうか勇気を出して，院長や年長者の先輩に話しかけてみてください．
もしかすると，院長や年長者の先輩は，あなたに話しかけたくてもそのタイミングや話題を探せないのかもしれません．
あなたから話しかけてきてくれるのを待っていらっしゃるのかもしれません．

注）強度な恐怖心を取り除くには，セラピストなど専門家が必要な場合があります．

STEP UP のための HINT ❷

ものごとの捉え方

ある時，大阪でのセミナーで使用する資料を東京の仕事場に置いたまま，会場に到着してから，そのことに気づいたことがありました．
こんな時，この"できごとをどう捉えるか"によってこの失態をポジティブな体験に変換することができます．
「資料を忘れた」ことに気づき，すぐに書類が印刷できる施設を検索しました．そして，クラウドに保存していた資料のデータを持って，3キロ離れたその施設に向かい，そこで印刷を終え，事なきを得ました．
「資料を忘れた」ことで，クラウドにデータを保存しておく有用性を痛感しました．
何よりもネガティブな体験に対し，「ここから学ぶことがあるはず」とポジティブに捉え方を変え，その体験から学ぶことができました．この経験から，失態を単なる失態とせずに，可能性を探す意識の向け方を身につけることができました．

このように，ネガティブな体験をどのように意味づけしていくかが成功の鍵です．ものごとの捉え方を変えることでマイナスをプラスに変えることができます．

このようなものごとの捉え方によって結果をポジティブなものにしていくのは，自分の意識のあり方次第．つまり，"自分の選択"です．

何度もセルフケアを指導してもプラークコントロールができない患者さんに，「このような難しい患者さんは私の力を伸ばしてくれる」と，捉え方をポジティブに変え，違った方法を考えてみましょう．新たな指導法を取り入れることであなたのセルフケア指導の幅が広がります．

ピンチをピンチのままで終わらせるか，
ピンチをチャンスに変えるかはあなた次第です．

COLUMN 2

ネガティブな記憶のセルフケア

まず，記憶とは過去のものであると認識しましょう．
その時の感情を記憶しているにすぎないのです．今，この瞬間にもすべてが過去になっていく時の流れのなかに私たちは存在しています．過去のネガティブな記憶に今もなお捉われているとしたら，哀しみや恐れを手放さないでいることになります．
ここでは，ネガティブな記憶を手放すことができるように自分でコントロールをする方法をご紹介します．簡単な方法ですが意外にも効果的です．

ネガティブな記憶を手放すことができるように自分でコントロールをする方法

❶ いつ頃の体験で，その時の自分は何歳でどんな様子だったか，その時の自分になりきります．

❷ 次にネガティブな体験の様子を詳細に思い出します．
「見えたもの」「聞こえた音」「体で感じたこと」を思い出すと，その時の感情を鮮明に感じることができます．

❸ そして，辛いネガティブな体験の感情を感じている自分から，少し離れることをイメージしてみてください．たとえば，部屋の天井から眺めるようにして，感情を感じている自分を離れたところから観るようにします．

❹ そうすると，怒る父親に怯えている自分の姿が観えるようになります．さらに，怒っている父親の姿も捉えることができるようになります．

❺ そして，なぜ父親はあんなにも怒っているのだろうか…と，今度は意識を父親に向けることができるようになります．

Chapter 1　キャリア1年目〜2年目

どうでしょうか？
怒る父親の前で怯える自分の様子を，離れたところから全体を客観的に捉えることで，意識を自分の感情から離すことができるようになります．

父親が怒るのにはどのような意味があったのかということにも気づくかもしれませんね．

参照　COLUMN 20 ●ネガティブな言動にも深い意味がある（128ページ）

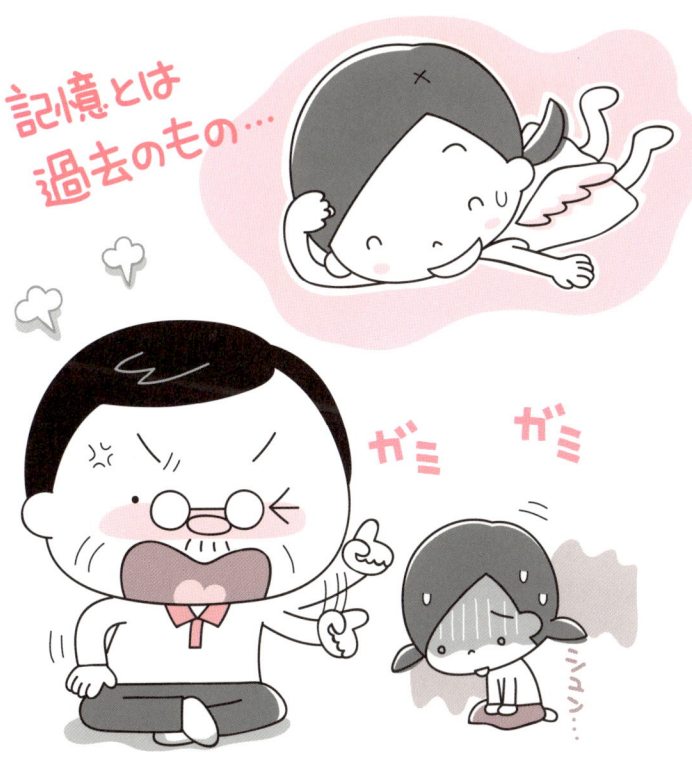

お悩み

04

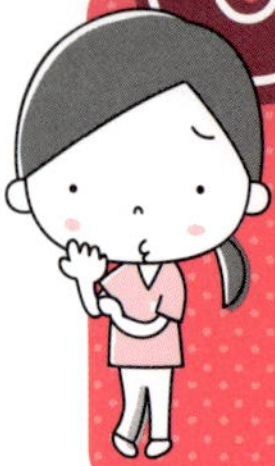

拘束時間が長く生活に余裕がありません

勤務先の歯科医院は，月曜日から金曜日まで毎日9時から19時まで診療があります．そのため，毎日約12時間拘束されます．
祝日や土日は休日になりますが，勤務のある日は帰宅時間も遅く生活に余裕がありません．

💭 **就労時間について歯科医院側と話し合いましたか？**

いいえ．話していません．
それに，先輩たちは特に不満を持っていないようです．

\HINT/
💡 **あなたはどうなりたいですか？**
5年後，10年後の自分を描けますか？

今は，毎日が疲れ果てて将来のことを考える余裕がありません．

土曜日は，ため込んだ洗濯などをする以外ほとんどを死んだように眠ります．日曜日には友人に会って食事などをする余裕ができますが，またその次の日からは同じことが繰り返されます．
5年後も10年後もこんな生活が続くのかと考えると憂鬱になります．

ADVICE

社会人になって1年生のあなたには，
1日に12時間も仕事に関わることが辛いのかもしれませんね

さて，あなたが描いていた"仕事"はどのようなものだったのか

1日8時間程を仕事場で過ごし，他の時間は趣味などプライベートに費やしたいと考えていましたか？

"仕事"をスタートさせたあなたは，世の中の仕組みを知る時でもあり，悩みや不安が大きく感じられることでしょう．そして，あなたにとっての"仕事観"が構築されるとても重要な時でもあります．

"仕事"に大いに悩み，考え，諦めることなく行動してほしいと切に願います．

今のあなたの仕事の質はどうでしょうか

プロフェッショナルな感覚（信念）と実践する能力を身につけて行動をしていますか？

もし，まだプロとして自他共に認められないならば，この機会が**プロフェッショナル性を身につける貴重な時**と考えてはどうでしょう．
プロとして認められるには，歯科衛生士として担当する分野だけではなく，治療の流れやシステムなど歯科診療全般の知識も必要になります．そのようなことを学ぶ時だと考え，貪欲に学ぶことを勧めます．**"仕事に束縛されている"と捉えるより，"仕事を学んでいる"という意識をもてば**得られる知識が増大し，苦痛も軽減されると思います．知識を得るには，自ら学ぼうとしない限り学ぶことはできません．

今はあなたにとって，5年後，10年後の仕事を準備する貴重な時期です．この時期を無駄にしないようにしてください．

フリーランス体制での契約勤務もあるけれど…

常勤体制での勤務以外に，勤務時間を選択できるようなフリーランス体制での契約勤務がありますが，相応のプロフェッショナル性が求められます．
プロとしての力が得られたら，フリーランス体制で仕事をするのも選択肢の1つですね．

参照 COLUMN③ ●フリーランスへの道（31ページ）

COLUMN 3

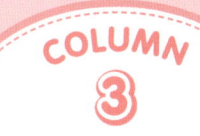

フリーランスへの道

"フリーランス"の解釈はさまざまで，アルバイトやパート勤務をフリーランスと称する方もいます．
筆者が"フリーランス歯科衛生士"と紹介されるようになったのは，月刊誌に記載された記事に著者としての所属を表記する必要があり，その記事の担当編集者が考えてくださいました．
歯科衛生士として複数の勤務先をもち，記事なども投稿していた27歳の頃のことです．

"フリーランス"は，組織に属することなく個人で仕事を請け負う働き方であり，近年は他業種でも"フリーランス"が注目されているようです．
専門的な知識や能力に加え，営業力や経営力，人脈などが必要とされる働き方です．
そのため，筆者が自らフリーランスと名乗ることができるようになったのは，臨床経験を25年以上経た頃です．
それまでは，フリーランスとしての能力や条件を満たしていなかったので自らは名乗れませんでした．しかし，25年の間に歯科医院や障がい者センター，企業などさまざまな職場を経験し，歯科衛生士としての仕事が理解できるようになり，今も継続するビジネスパートナーとしての歯科医師に仕事を認められ，セミナー講師としての仕事も増えたことから，名乗るようになりました．

「どうしたらフリーランスになれますか？」とよく質問されます．逆に「フリーランスをどのように考えていますか？」と聞き返してみると，「歯科衛生士として，自由に専門的な仕事ができる」のような答えをよく耳にします．なかには「アシスタント業務をしたくないので」と答える方もいます．
また，雇用側からは「フリーランスの人を雇用したことによって院内の和が乱れてしまった」という声も聞きます．

このようなことは非常に残念だと思います．
フリーランスは，"専門性の高い知識や技術を兼ね備えた経験者"であるべきであり，"求められる仕事ができる"ことであり，そこには"責任を伴う"と考えます．
決して"自由に決めた時間にハイジニストワークだけをする"ことではないと筆者は考えています．

STEP UP のための HINT ❸

ストレスは歓迎しよう！

「あぁ～！！！嫌だ！！！」
「なんで私ばかりがこんな嫌な思いを？」
「くそっ！！！もうやってられない！！！」
…ものごとが思うようにいかない時，自分に自信がない時など，誰もが感じるストレスがありますね．

"ストレスは身体に悪い"という概念を覆す研究結果があるのをご存じでしょうか？

スタンフォード大学の健康心理学者ケリー・マクゴニカル（Kelly McGonigal）は，「ストレス＝悪」と思う人の死亡率は，そうは思わない人に比べ43%も高くなるとしています．
そこで彼女は，「ストレスで引き起こされた状況は，身体が活性化されている状態である」とストレスに対する捉え方を変えるようクライエント（相談者）を導きました．

　　　　心臓がバクバクする＝行動に備えて準備をしている
　　　　呼吸が速くなる＝脳により多くの酸素を送り込んでいる
　　　　汗が噴き出る＝身体に活力をみなぎらせている

上述のようにストレスに対する捉え方を変えることにより，血管が健康的な状態を維持することが科学的に証明され，ストレスと上手に付き合うことができるとより健康になることが発見されたとのことです．

さらに，ストレスによって脳の社会的本能を微調整する"抱擁ホルモン"ともたとえられる神経ホルモン"オキシトシン"が分泌されることも分かりました．このオキシトシンは血管系をストレスの悪影響から守り，ストレスを感じた場合でも血管を弛緩状態に保ち，心臓の細胞を再生しストレスによって起きるダメージ

を治し，心臓を強くするのです．オキシトシンは友人や家族との身体的な接触を強く望むようにさせたり，人との共感を高め同情や思いやりをもつようになります．

経済的惨事や家庭危機などの重大なストレスを経験すると死のリスクが30％増加しますが，ストレス反応が自分を助けてくれているととらえるようになれば，勇気が出るような生物学的反応が起きます．そして，ストレス下にいる人に手を差し伸べるようにすれば，自分のなかに回復力を作り上げることができるのです．

さらに，彼女は「人生の意味が見出せるものを追求して，そこで経験するストレスに自分は対応できると信じること」といいます．

ストレスにネガティブな感情を抱くだけではなく，**上手に付き合っていくことで健康な人生が送れる**としたら，**ストレスも歓迎すべきものになる**のではないでしょうか．

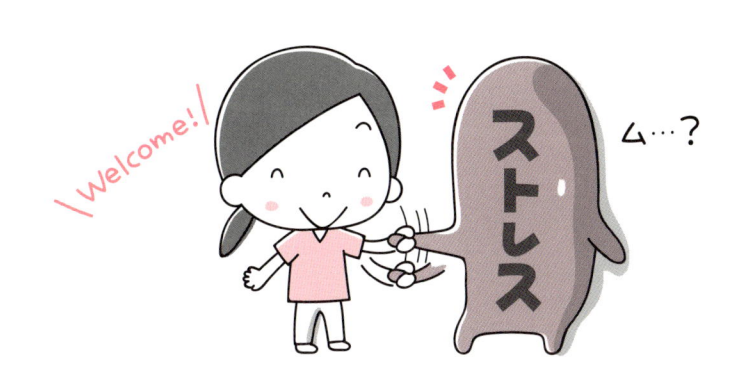

お悩み 05

患者さんが私の話を聞こうとしてくれない

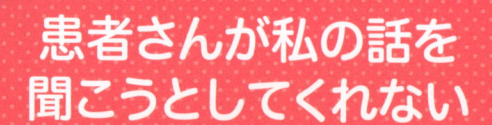

TBIをしようとしても，患者さんが私の話を聞こうとしてくれません．
「早く先生に変わってください」と言われたこともあります．

**何人の方に話を聞いてくれないと感じましたか？
何人の方にそのようなことを言われましたか？**

何人かはわかりませんが，数人の人に感じました．
「早く先生に変わってください」と言われたのは1人です．

\HINT/ 自分の"思い込み"に意識を向けてみましょう

「患者さんが話を聞こうとしてくれない」と思い込むことの背景

人とのコミュニケーションにおいて，相手が自分を受け入れる様子が見受けられると安心して関わることができます．

たとえば，相手がリラックスした笑顔であったり，あなたに視線を合わせてくれたり….
ところが，相手の表情がかたく笑顔ではなかったり，視線を合わせようとしなかった場合，拒絶されているのではと不安になります．
そして，たとえそのような人が数人だとしても，不安感から「多くの人に受け入れてもらえない」と感じてしまうのです．
その結果，自信を喪失し指導を展開することができなくなってしまいます．

ADVICE

TBIを患者さんが歓迎しているのかを考えてみてはどうでしょうか？

全ての方が歓迎するとは限らないのではないでしょうか．

歯磨きは，物心ついた年齢からずっと実践している人がほとんどです．
たとえ，プラークコントロールできていなくとも"歯磨き"はしていますので，「今さら教えてもらうことはない」と思う人も多いのです．
また，仕事の合間の受診であれば，「早く終わってほしい」と内心では思っていることでしょう．

💭 これらのことを念頭に置いてTBIを始めましょう

大事なことは，あなたが"場をつくる"ことです．

「主導する場をつくる」ことを意識しましょう．
あなたは専門家ですので患者さんよりも専門知識をもっています．そして，目的は患者さんの健康獲得や維持であり，その手段として"歯の手入れをアドバイス"します．
高慢に専門家として接するのではなく，専門家だからこそ健康に導く（主導する）のです．

専門家としての自信がなく，患者さんの表情1つで動揺するようでは主導することはできません．

　　参照 **HINT ❹** ● 主導する場づくり（37ページ）

患者さんに"聴く耳をもたせる場づくり"をすることが重要であり，それは言葉以外の表情や態度（非言語）が大きく作用します．

　　参照 **HINT ❺** ● 見た目がすべて（38ページ）

STEP UP のための HINT ❹

主導する場づくり

「主導する」とは，"イニシアチブを握る"とも表現され，自ら率先して導くことであり，"場づくり"とは，その空間をつくることです．
主導する立場で，相手の心を動かし行動変容に結びつける場をつくること．
そのためには，"信頼関係の構築"ができていなくては成り立ちません．

> 参照 HINT ❻ ● 一瞬にして信頼関係を構築する要領（44ページ）

歯科医療の現場において，主導する側の目的は相手の健康獲得であり"思いのまま人を動かす"ことではありません．
共に"口腔と全身の健康獲得"の目的に向かうために，時には寄り添い見守り，そして時には厳しさが必要な場合もあるでしょう．

主導する場をつくることで，患者さんは健康を獲得するために次のような過程を経て変化していきます．

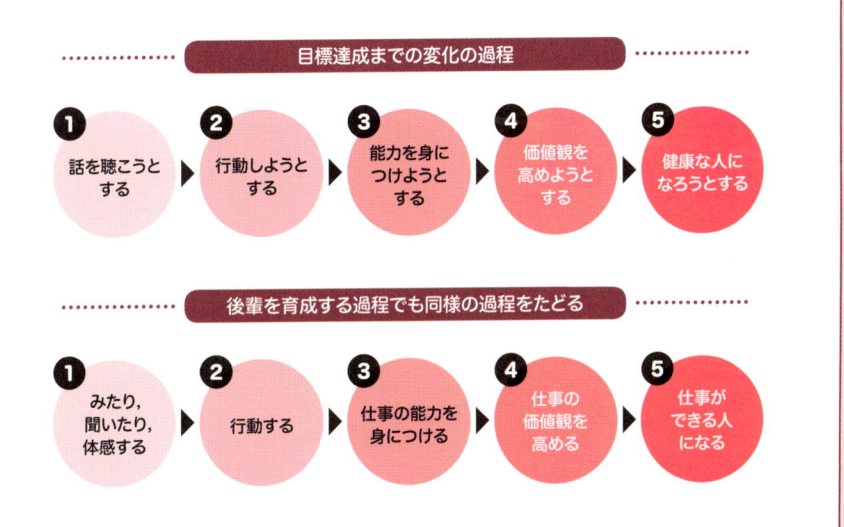

目標達成までの変化の過程

❶ 話を聴こうとする → ❷ 行動しようとする → ❸ 能力を身につけようとする → ❹ 価値観を高めようとする → ❺ 健康な人になろうとする

後輩を育成する過程でも同様の過程をたどる

❶ みたり，聞いたり，体感する → ❷ 行動する → ❸ 仕事の能力を身につける → ❹ 仕事の価値観を高める → ❺ 仕事ができる人になる

STEP UP のための HINT ❺

見た目がすべて

言葉を交わす前に，人は視覚情報で判断します．
『第一印象は6秒で決まる』と言われるほど，一瞬にして見た目で判断して「この人はこんな人」と，レッテルを貼ってしまうのです．

よく知られる『メラビアンの法則（図）』では，**感情や態度について矛盾したメッセージが発せられたときの人の受けとめ方**を示したもので，見た目などの視覚情報が55%であり，口調や話の早さなどの聴覚情報は38%，話の内容などの言語情報は7%とあり，人は話し方や内容よりも見た目でそのメッセージを受け取ることがわかります．

たとえば，いかに専門的な内容の話をしていても，自信のないオドオドした様子では「大した話ではないな」と判断される可能性が高いということです．
また，いくら丁寧な言葉を使っても，横柄な態度であれば「馬鹿にされている」と思ってしまうでしょう．

図　メラビアンの法則

内容
・言葉の意味
7%

聴覚
・声の質
・大きさ
・速さ
・口調
38%

視覚
・見た目
・しぐさ
・表情
・服装
55%

「患者様」と，様づけで呼んだとしても，そこに尊敬の念がなければ，すぐに態度に表れ，相手はその態度から察してしまいます．様づけで呼ぶことがさまざまに議論されますが，心の内面が表情や態度に表れることを理解しておきたいですね．

「相手にどのような印象を与えたいか」と，常に見え方に意識を向けておくと良いでしょう．
人が気持ちを惹きつけられ，安心して関わることができるのは，"穏やかな笑顔の人"です．穏やかな笑顔を見せることができるように，笑顔の練習を積むと良いでしょう（表）．

表　患者さんに逢う前に‥‥

- 着用ユニフォームにシミはついていませんか
- 髪は清潔ですか
- 声は穏やかですか
- バタバタせず余裕のある動作ですか
- 相手を思いやるふるまいですか
- プロフェッショナルとして自覚していますか
- 自分がするべきことを理解していますか
- 相手の質問に答える知識を持っていますか
- 仕事に誇りを持っていますか
- 達成しようとする目標を持っていますか
- 自分の役割を理解していますか
- 自分を愛していますか

参照　**HINT 7** ● 笑顔の訓練――頬筋と眼（47ページ）

参照　**COLUMN 28** ● "負の眼鏡"をかけられると…――負の連鎖（162ページ）

お悩み

06 患者さんから「あなたのやり方では嫌！」と言われてしまいました

スケーリングやPMTCなど，先輩から教えられた手順通りにしています．
なのに，患者さんからは「あなたのやり方では嫌！」と言われてしまいました．
どうすればよいのでしょう．

何が不満の原因になると思いますか？

わかりません．きちんと医院から指示された手順通りに行っています．

\HINT/ あなたの立ち振る舞いや声掛けはどうでしょうか？

術前には「痛かったら手をあげてください」と言っていますし，終わったら「お疲れさまでした」と声掛けしています．

Chapter 1 キャリア1年目〜2年目

💡 **HINT** 患者さんを観察し，その表情やしぐさから"心情を察して"いますか？

わかりません．時間内にしなくていけないことが多すぎて，そこまで気を使う余裕がありません．

ADVICE

患者さんはとても敏感です

あなたの言動がどう影響したかを患者さんの表情から読み取り，施術に反映させましょう．

患者さんは歯肉縁下の歯石がきれいに除去できたかどうかはわかりませんが，歯面をツルツルに研磨できたかどうかはわかります．

患者さんはあなたの技術が高度かどうかはわかりませんが，自分を心から大切に扱ってくれるかどうかはわかります．

患者さんはあなたの育った環境を知りませんが，あなたの立ち振る舞いからあなたの育った環境を想像します．

参照 **HINT ⑬** ●あなたの立ち振る舞いは大丈夫？（80ページ）

> 口腔内だけに意識を向けていては
> 患者さんの感覚や心情を理解することができません

表情や身体（姿勢や動き）にも意識を向けてみましょう．

「痛かったら手をあげてください」とはよく言いますが，痛みを感じても手をあげない人や我慢する人，どのタイミングであげればよいのかと悩む人もいます．術者としては，頬や口唇，肩や首の筋肉の緊張（こわばり）具合などで判断します．

参照 COLUMN ④ ●詳細と全体を臨機応変に！（43ページ）

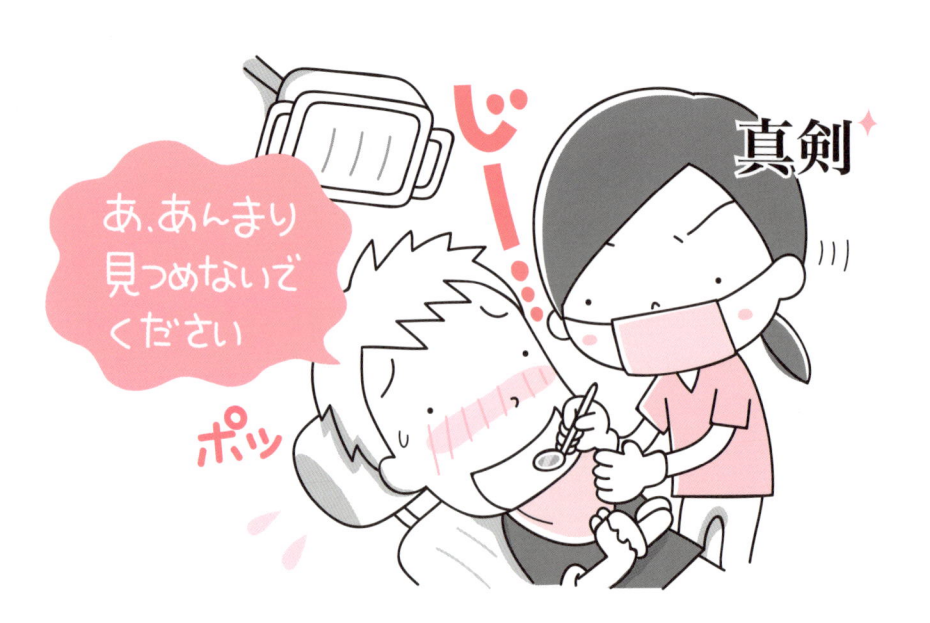

COLUMN 4

詳細と全体を臨機応変に！

会話で，ざっくり全体をまとめて話す人と，とても細く具体的に話す人がいます．
たとえば，スケーリングについて患者さんに説明する場面を取り上げてみましょう．

全体をまとめた説明（全体の説明）
「今から歯石を取ります」

細かく具体的な説明（詳細な説明）
「お口の中の細菌が石灰化したものが歯石です．この歯石の中の細菌の影響で歯肉に炎症が起こり，進行すると歯を支える顎の骨が破壊され，歯を支えることができなくなってしまいます．
今から歯の根の周囲にこびりついている歯石を取りますので，まず超音波スケーラーという機械を使います．細かな振動によって歯石を砕きながら取っていきますが，同時にお水で洗い流しますので吸水のためにストローのようなものをお口に入れます．少し振動を感じますが15分程の時間で終わります．
では，お口を開けてください」

スケーリングを初めて体験する患者さんには"詳細な説明"によって理解を得る必要がありますが，すでに体験されている患者さんには"全体の説明"で理解していただけるでしょう．
しかし，初めてスケーリングを体験する患者さんに"全体の説明"をすると理解を得られないばかりか，「何をされるのだろう…」と不安に思われてしまうでしょう．

毎日多くの患者さんにスケーリングを行っていると，"全体の説明"をしがちなので，注意したいですね．
相手によって詳細と全体の説明を臨機応変に使い分けられるようになるといいですね．

STEP UP のための HINT ❻

一瞬にして信頼関係を構築する要領

人と面と向かうことや会話をすることに苦手意識をもつ人はたくさんいます．
そこにはちょっとした要領があり，この要領を身につけることで驚くほどコミュニケーションが向上します．その要領をまとめてみたいと思います．

❶ 同じ

人は自分と同じであることに親近感をもちます．
相手の様子が自分と著しく違った場合，無意識に拒絶しようとさえします．
同じ様子であることが相手に親しみを感じさせますので，会話中に相手が身を乗り出せばこちらも身を乗り出します．リラックスして身振り手振りの動作があるようならば同じように身振り手振りを合わせ，まるで鏡に映すようにすると効果的です．
これをミラーリング*といいます．

❷ ペースを合わせる

動作やスピード，声の高低や口調，間の取り方や呼吸，雰囲気などを相手に合わせます．
ペースを合わせることで安心感が得られ，自己開示もしやすくなります．
これをペーシング*といいます．

❸ オウム返し

会話では，相手の話に"オウム返し"しましょう．
オウム返しによって自分が話した言語が再び人の声になって自分の耳に届くと，話をとてもよく聞いてもらっているという満足感を得ることができます．
難しく考える必要はありません．話に使われている言葉の一部を繰り返すだけです．
さらに，長い話であればまとめて短い文章で返すことも効果的でしょう．

❹ **傾聴＆共感**

耳を傾けるだけではなく，姿勢を向けて視線を合わせ，話をていねいに聴くことが大切です。
視線を他に向けていては信頼関係を構築できません。
さらに相手に寄り添うように，"うなずく"など共感する気持ちを表現します。

❺ **大事な人物**

相手を大事な人物だと認識し，話に興味をもって聴くようにします。
共感するところがあれば素直にその感覚を伝えると良いでしょう。

人との出逢いにおいては，第一印象は6秒で決まり，わずか2秒程で"第一感"を働かせる場合もあります。そのような**"言葉を発する以前の非言語"**によって多くの決定がなされることをふまえ，その後の信頼関係の構築の要領を習得することが他人とのコミュニケーションに自信を得られるものであることを確信しています。

> 参照 COLUMN ⓫ ●"第一印象"と"第一感"（83ページ）

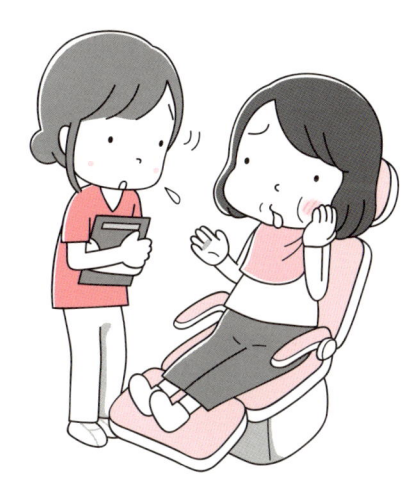

（*参考文献／土屋和子：プロフェッショナルコミュニケーション．）

● 会話例

信頼関係が構築され会話が進むごとに患者さんに変化が起きています．
前ページの要点をふまえてみていきましょう．

●　●　●

DH：Bさん，右下の奥の歯が痛むんですね．どのような痛みですか？

患者さん：もうずっと痛いんです．一昨日の夜から．夜も眠れません．電話したのですが，土日で休診だというので我慢したんです．

一昨日の夜から．眠れなかったんですね．ずっと我慢されていたのですね……辛かったですね．痛んだのは初めてですか？

いいえ，少し前からときどき痛んでいたんですが，ちょっと我慢していたらおさまったので，大丈夫かなと思ったんです．

ときどき……そうですか．痛みはおさまったのですね．
この歯は以前に神経の治療をされていますがいつ頃だったのですか？

2年程前ですね…．むし歯を治療してかぶせてもらいました．自費で白い歯にしてもらいまして．高かったです…．
調子よくかめていたのにどうしてまた今頃に…．

2年前に自費で治療されたんですね．調子がよかったのに，痛みが出てきたのは残念ですね…．

実は，救急病院に行ったんです．あまりに痛くて．でも，そこで怒られたんです．これは救急じゃありません．こんな歯は治療できませんって…もう抜歯するしかないって言われて！！

あら，救急病院？！　怒られたのですか？！

そうなんです！！　なんでも根の周りが炎症を起こしているそうで……

根の周りが炎症を起こしていると言われたんですね？

そうです．でも実は，歯を抜きたくなくて，他の病院にも行ってみたんです．

STEP UP のための HINT ❼

笑顔の訓練――頬筋と眼

人を惹きつけ安心させることができるのは"笑顔"です．
もし，相手が"眉間にしわを寄せた険しい表情"であれば，話しかけるのをためらうでしょうし，関わるのを避けようとするかもしれません．

心から楽しい時には自然に笑顔になれますが，笑顔になれないときもあります．歯科衛生士は患者さんに安心していただくために，笑顔になれない時こそ笑顔になる必要があります．

また，「自分の笑顔に自信がありますか？」との問いにほとんどの人が「ない」と答えます．笑顔も訓練です．自信のある笑顔になれるよう日頃から訓練しておきましょう．

ポイントは，頬筋と眼

❶ 口角を上げる時には頬筋の位置がもっとも高くなるようにします．

❷ 眼で笑いかけるように，細めます．ややたれ目になるくらいが安心感を与えます．

！重要！

電話に出る時も，まずは鏡を見て笑顔になってから受話器を取りましょう．
心情は声にも表れます．見えない相手であっても声の様子から表情を察します．

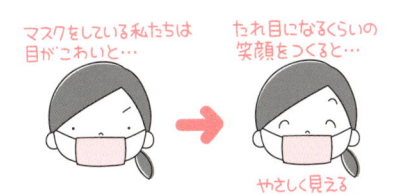

マスクをしている私たちは目がこわいと…

たれ目になるくらいの笑顔をつくると…

やさしく見える

COLUMN 5

自分のことは自分でわかっている？

「自分のことは自分が一番よく分かっている」という人でも，自分の可能性に気づいていない人もいます．

『ジョハリの窓』は，サンフランシスコ州立大学の心理学者であるジョセフ・ルフト（Joseph Luft）とハリー・インガム（Harry Ingham）によって，コミュニケーションにおける自己の公開と円滑な進め方を考えるために提案された"対人関係における気づきのグラフモデルです（図）．

『開放の窓』は，自分も他人にもわかっている自分のことです．

『盲点の窓』は，他人からはわかっているけれど自分では気づいていない自分です．たとえば，数人が会話をしている中で自分中心の話題に話の流れを変えようとする．他人からは明らかなその言動が，本人は気づかない．そのような場合，「自分では気が付いていないけれど，いつも話の中心でいないと気が済まない人」との評価をされてしまいます．

『秘密の窓』は，自分ではわかっているけれど，他人にはわかっていない自分です．つまり，他人には隠している自分です．意識的に隠そうとすることも，無意識的に隠してしまっている場合もあります．「もし，知られたら嫌われてしまうのではないか」など，不安に感じることもあるでしょう．他人に隠さなくてはならない自分があるというのはとても苦しいものです．

『未知の窓』は，誰にも知られていない自分です．そこには気づいていない可能性があります．また，可能性を広げようとしないブレーキがかかっている場合もあります．「私には無理だと思います」と，自己評価の低い人も自分の可能性に気づいていない．他人からは「できるはず」だと判断されても『未知の窓』が大きく自分の可能性を広げようとしないため，他人からの評価も下げてしまいます．

では，この4つのうちのどの窓が大きいと，自分自身が安心して他人と良好なコミュニケーションを図ることができるでしょうか．
答えは，『開放の窓』です．
この開放の窓を大きくするには，自分を他人に見せること．自己開示して自分の思考や行動を示すことでしょう．

開放の窓が大きくなると秘密の窓が小さくなってきます．

他人は気づいているのに自分が気づいていない『盲点の窓』を小さくするには，他人からフィードバックをもらい，自分の気づきを得ることです．フィードバックをもらおうとすれば，他人の言葉を受け入れる姿勢を見せることでしょう．他人の考えや意見を素直に受け入れることも時には必要です．

図　ジョハリの窓

	自分にわかっている	自分にわかっていない
他人にわかっている	Ⅰ 開放の窓 「公開された自己」 (open self)	Ⅱ 盲点の窓 「自分は気がついていないものの，他人からは見られている自己」 (blind self)
他人にわかっていない	Ⅲ 秘密の窓 「隠された自己」 (hidden self)	Ⅳ 未知の窓 「誰からもまだ知られていない自己」 (unknown self)

参照　HINT ❾ ●フィードバックの価値（66ページ）

お悩み

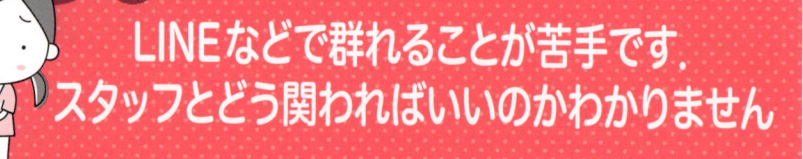

07 LINEなどで群れることが苦手です．スタッフとどう関わればいいのかわかりません

私は群れることが苦手です．
スタッフとLINEで連絡を取り合ったり，休日も一緒に過ごすことが苦痛です．
休み時間や就業後にもどう関わればいいのか悩みます．

具体的には，どのようなことが起きているのでしょうか？

スタッフのLINEグループがあり，入るように言われました．業務連絡もあるからとのことだったのですが，LINEの内容は院長や歯科医師への愚痴や不満です．
うっかり返信し忘れていると「既読なのに返信しない」と言われます．
休日もドライブや買い物に誘われるのですが，はっきり言って全く楽しめませんし苦痛です．
休み時間や就業後にもどう関わればいいのかわかりません．

Chapter 1　キャリア1年目～2年目

ADVICE

> あなた自身が群れたくないと思っているのならば群れる必要はないでしょう

ドライブや買い物などに，楽しめないことがわかっているのに無理をして付き合うことはないと思います．

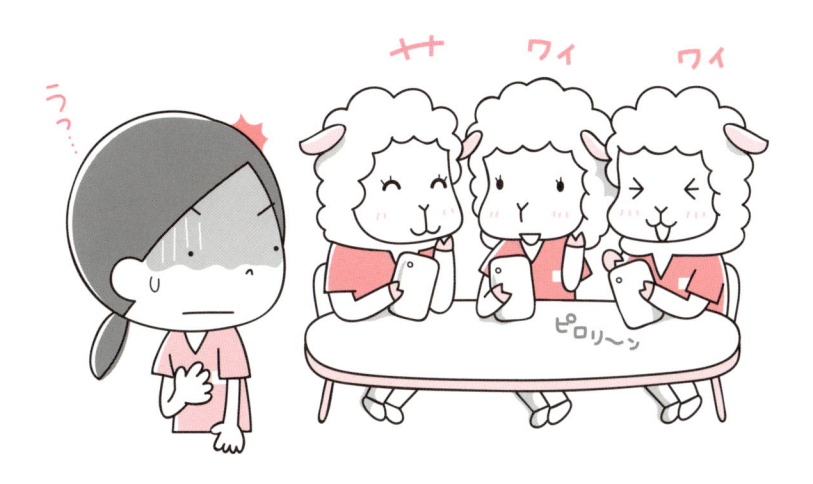

ただ，新人のあなたが早く職場に慣れるために休日も誘ってくださっているとすれば，あなたの意向をきちんと話した方が良いでしょうね．
「休日は仕事から離れて休養したいので」とか「他にしたいことがあるので」という理由をきちんと伝えてみましょう．
そして，仕事中の休み時間や就業後はチームとして「お疲れさまでした」と労う言葉掛けをし，仕事が長引くような場合は新人として率先してできることを引き受けるようにしてはどうでしょうか？

LINEで愚痴をこぼし合うのもストレスの発散になるでしょうけれど…

気をつけなければいけないのは「文章として残る」ということ！

LINEは手軽さが受け入れられている伝達方法です．
複雑で長い文章表現ではなく絵文字やスタンプなどを使った表現は，その時の環境やタイミングでは通じているように思えても，後から理解が得られていないことや誤解されていることに気づくことがあります．
どんな場合でも，愚痴や悪口などネガティブな表現はしないことが賢明です．

参照 **COLUMN ⑥** ● LINEやSNSの落とし穴（53ページ）

COLUMN 6

LINEやSNSの落とし穴

インターネット上の交流を目的として2004年にmixiが普及し，Twitterやブログ，Facebook, Instagramなどのコミュニケーションツールが生活にすっかり定着しました．
iPhoneなどスマートフォンの登場はカメラやマイク，さまざまなアプリの利用など多機能の可能性が無限に広がり，コミュニケーションの形は大きく変わりました．
世界中から必要な情報を短時間で入手したり，見知らぬ人とのつながりが可能になったりと，個人情報が本人の意思に関わらず公開され広まっていく性質は過去には考えられなかった結果です．

政府や教育機関においても積極的に使われるSNSですが，特に未成年者の利用ではネット依存やいじめ，出逢いの不特定多数化などさまざまなネガティブな側面をもっていることも理解する必要があります．

残念ながら，大人としての常識的な見識を身につけた者でさえ，SNSを利用したコミュニケーションの落とし穴に陥ってしまう場合があることを知っておいた方が良いでしょう．
SNSの利用はともすれば必要以上の個人情報の公開に繋がります．
そして，一度ネット上で公開されたものに関しては，削除してもどこかに保存されたり探し出される可能性がありますので慎重に利用する必要があります．

一時の感情を露わにした文章が，冷静になると非常に残酷な内容であることもあり，人のネガティブな一面がクローズアップされ，その後の行動さえ制限されてしまうようなこともあります．

落とし穴に陥らないよう細心の注意を払って関わってくださいね．

COLUMN 7

１万時間の法則に学ぶ

「私でもスケーリングが上手くなれるのでしょうか？」
と不安な顔で相談されることがあります．

「１万時間の法則」を唱えるK・アンダース・エリクソン博士（Dr. K. Anders Ericsson, 心理学者，米フロリダ州立大学教授）は，スポーツや技能などの競争的な分野でトップに達するために，どのくらいの時間がかかるのかを調べました．その結果，「どのような分野であれ練習に時間をかければかけるほど上達する」ということがわかり，これらの分野の頂点に立つ人びとは，練習におよそ「１万時間を費やしている」との結果が出されました．
作家マルコム・グラッドウェル（Malcolm Gladwell）の著書『天才！　成功する人々の法則』（講談社，2009）は，この「１万時間の法則」について書かれ，自身も10年間に及ぶ記者としての情報収集や記事の執筆活動の後に作家としてデビューを果たしたと語られています．

１万時間を経験するには，毎日３時間経験すると計算した場合，約９年間かかります．

あなたがスケーリングのスペシャリストになるには，その位の期間が必要だと心得ておくと良いのではないでしょうか．
歯石の付着状態や炎症のレベル，その反応もさまざまです．スケーリングの技術だけではなく，判断力も身につける必要があります．
そのためには，たくさんの症例を体験することです．体験から学ぶことができます．

"石の上にも３年"という日本の諺もありますね．
ぜひ，スペシャリストを目指してコツコツ努力を積み重ねてください．

Chapter 2

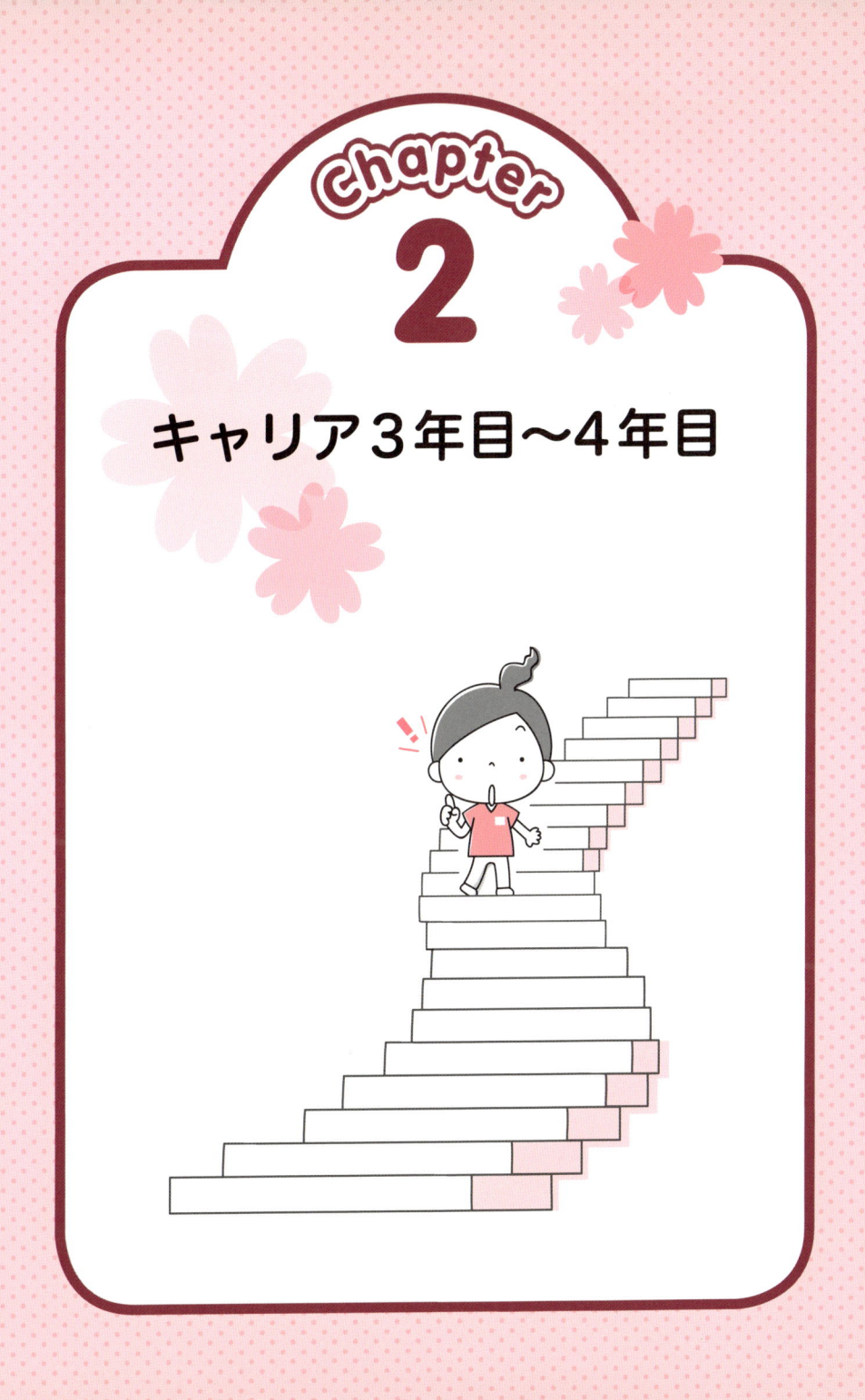

キャリア3年目～4年目

お悩み **08**

△年後の自分は どうなっているのだろう…

将来について考えるのですが，
どうなっているか想像することができず
漠然とした不安感でいっぱいになってしまいます．

💭 どのような不安か，具体的に考えてみましょう

結婚できるのか…．
この仕事を続けているのか…．
子供をもてるのか…と不安です．

💡HINT 将来を考える基準は「今の自分ではない自分」

「どうなっているか」ではなく「どうなっていたいか」を考えましょう．
将来を考える時に，現在の自分の環境や行動，能力のままに将来の姿を描かないことが重要です．
残念なことに多くの人が自分を過小評価する傾向にあります．そのた

Chapter 2　キャリア3年目〜4年目

め，自分がなりたい姿ではなく，今の自分がなるだろう姿を描くのです．
今のままだと結婚できないだろう，今のままだと仕事を続けていられないだろう，今のままだと子供ももてないだろうと，現在の自分を基準にして想像してしまうようです．

ADVICE

自分を過小評価することなく，自分がなりたい将来の自分像を具体的に描きましょう

「○歳頃に結婚する」「仕事では○になっている」「子供は○人いる」
と，**肯定的な言葉で表現**します．

漠然としたイメージではなく詳細に描くことが重要です

そして，そのような結果（理想像）を得るためにどのような能力を身につけるのか，どう行動するのか，そうするとどのようなことを見たり，聞いたり，身体で感じるのか…と目標に近づくためにすることを具体的に描きます．

参照 HINT 8 ●"目標"って，もたなくてはいけないのですか？（58ページ）

STEP UPのためのHINT ❽

"目標"って，もたなくてはいけないのですか？

プライベートレッスンの講師として訪れた歯科医院で，歯科医師から「若いスタッフが目標をもてないといっています．何かアドバイスをしてください」と依頼されることがよくあります．「目標をもつ」ことの重要性を訴える人は，目標を達成することで成果を得た人でしょう．そのような人は，目標をもたないことを「とんでもない」と考えるようです．

"目標"というと大それたことに感じるかもしれません．しかし，「〇月〇日に△のコンサートに行きたい」や，「〇〇の限定新作バッグが欲しい」なども目標になります．そして，その"目標"を手に入れるためにいろいろな努力をします．コンサートのチケットを購入したり，そのための時間を調整したり，一緒に行ける仲間を募ったり．あるいは，限定の新作バッグを手に入れるために節約したり，購入の予約をするなど，**大切なことは思うだけではなく行動することです**．

"目標"が，仕事や生活，人生といった大きなテーマで，全体的にあいまいな表現になった途端，「私にはもてません」とまるで腫れ物に触るように逃げ腰になってしまうようです．
そして，「こんなはずじゃなかった」という結果を得ることになります．「こんなはずじゃなかった私の仕事」「こんなはずじゃなかった私の生活」「こんなはずじゃなかった私の人生」と，"はずじゃなかった"ことを環境や時代，他人のせいにしたくなるものです．

だから，**"目標"をもつことから目を背けないでほしい**と思います．
目標をもてないのは「私は目標をもたない」という"選択"を自分自身でしているのだと気づいていただきたいです．

お悩み

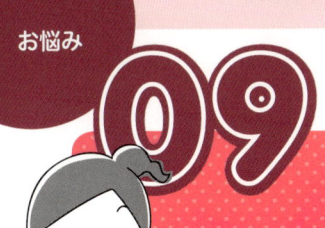

09 キャリアアップはどうするの？

OLの友人たちには職階級があるけれど，私たちの歯科医院には階級がありません．
どうやってキャリアアップしていけばよいのでしょうか．

Chapter 2　キャリア3年目〜4年目

💭 キャリアアップをどのように捉えていますか？

　OLの友人たちは，職場に階級がありキャリアアップのために研修を受けると聞きました．
　キャリアアップすると給料が増額されたり，部下が配属されて指導者としての立場に立てるとのことです．
　私が勤務する歯科医院にはそのような階級はないので，キャリアアップの方法がわかりません．

ADVICE

"キャリアアップ"ってなんでしょう？

"キャリアアップ"という言葉を実用日本語表現辞典で調べますと，「職業経験を積むこと，および，それによってより高度で専門的な技能を必要とする役職や職場へ迎え入れられること，などを意味する表現．希望する職場への就職や収入の増加などのために必要とされる」とあります．

個人経営のスタッフ数が少ない環境では，キャリアアップのために個人の知識や能力を身につけたとしても立場や収入に結びつけることは難しいかもしれません．そして，キャリアアップに意識を向けることができるあなたは，向上心の強いプロフェッショナルな感覚をもっている方だと思います．

学びの場はたくさんあります

現在，歯科衛生士が学ぶことのできる環境はたくさんあり，学会やセミナーは1年を通して各地で開催されています．結成されたスタディーグループもあり，その情報は月刊誌やネット検索によって得られますの

で，積極的に参加されることをお勧めします．

歯科医療の世界も他の世界と同様に，刻一刻と変化しています．昨年の情報さえ古くなり新しい概念が誕生している場合もあります．そのような時の変化を受け止め，臨床に活かす柔軟性を身につける習慣をもつことが自身の成長につながります．
もし，仮に職場を変える場合にそのようにして身につけた知識や技術が活かされるでしょう．より高いステージを目指すこともできるようになります．

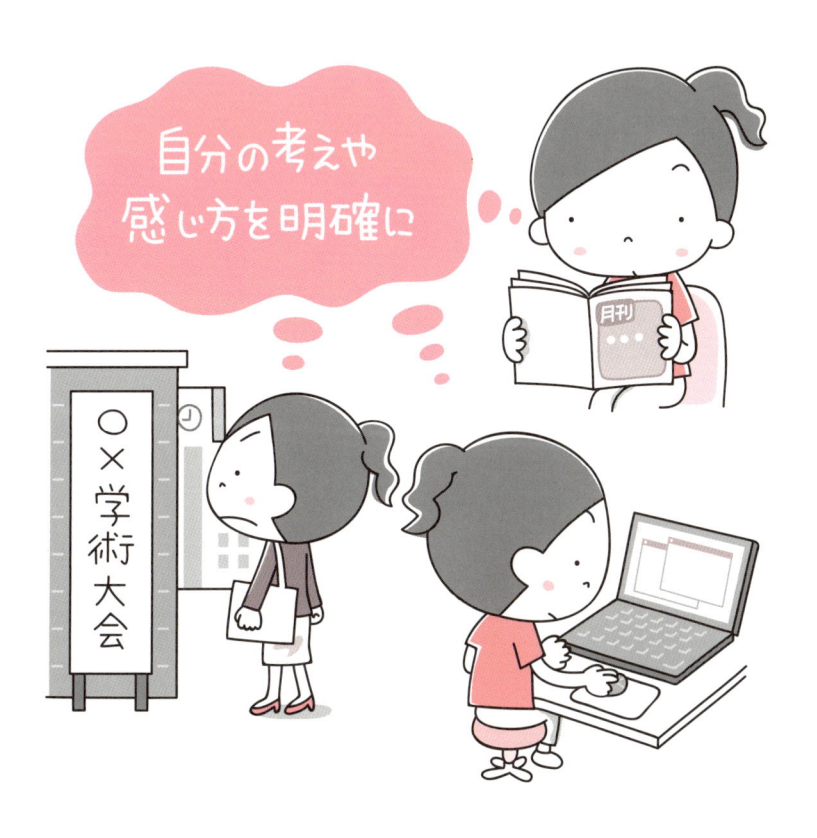

自分の考えや感じ方を明確に

COLUMN 8

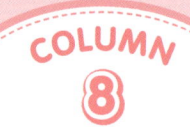

ハーバード大学の落書き

ハーバード大学の図書館の壁には，こんな落書きがあります．誰が書いたものかは明かされていませんが，心に響くとても素敵なメッセージですので紹介させてください．

1. Sleep now and a dream will come out; Study now and a dream will come true.
   ——今居眠りすれば，あなたは夢をみる．今学習すれば，あなたは夢が叶う．
2. Today you wasted is tomorrow loser wanted.
   ——あなたが無駄にした今日はどれだけの人が願っても叶わなかった未来である．
3. The earliest moment is when you think it's too late.
   ——物事に取りかかるべき一番早い時は，あなたが「遅かった」と感じた瞬間である．
4. Better do it today than tomorrow.
   ——今日やる方が，明日やるよりも何倍もよい．
5. The pain of study is temporary; the pain of not study is lifelong.
   ——勉強の苦しみは一瞬のものだが，勉強しなかった苦しみは一生続く．
6. You never lack time to study; you just lack the efforts.
   ——勉強するのに足りないのは時間ではない．努力だ．
7. There might not be a ranking of happiness but there is surely a ranking of success.
   ——幸福には順位はないが，成功には順位がある．
8. Studying is just one little part of your life; loosing it leads to loosing the whole life.
   ——学習は人生の全てではないが，人生の一部として続くものである．
9. Enjoy the pain if it's inevitable.
   ——苦しみが避けられないのであれば，むしろそれを楽しめ．
10. Waking up earlier and working out harder is the way to success.
    ——人より早く起き，人より努力して，初めて成功の味を真にかみしめることができる．
11. Nobody succeeds easily without complete self-control and strong perseverance.
    ——怠惰な人が成功する事は決してない．真に成功を収める者は徹底した自己管理

と忍耐力を備えた者である．

12. Time passes by.
　　――時間は，一瞬で過ぎていく．
13. Today's slaver will drain into tomorrow's tear.
　　――今の涎は将来の涙となる．
14. Study like a Dog; Play like a gentleman
　　――犬のように学び，紳士のように遊べ．
15. Stop walking today and you'll have to run tomorrow.
　　――今日歩くのを止めれば，明日からは走るしかない．
16. A true realist is one who invests in future.
　　――一番現実的な人は，自分の未来に投資する．
17. Education equals to income.
　　――教育の優劣が収入の優劣．
18. Today never comes back.
　　――過ぎ去った今日は二度と帰ってこない．
19. Even at this very moment your competitors keep reading.
　　――今この瞬間も相手は読書をして力を身につけている．
20. No pain, No gain.
　　――苦しんでこそ初めて進める．

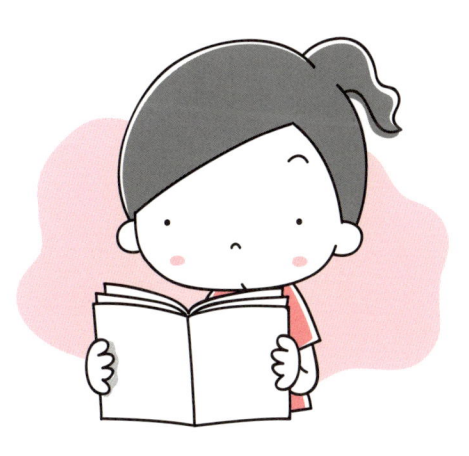

お悩み 10

後輩の育成を任せられますが，自分の仕事に自信がもてません

キャリアが3年になり，後輩が入社してきました．
私自身がまだ仕事に自信をもてないので，後輩の育成はできないと思います．

…どのような仕事に自信がもてないですか？

全般的です．

ADVICE

あなたは，自分の知識や技術の合格点を高く設定する人なのかもしれません．高く設定しているために現状の自分には満足できないのかもしれませんね．

Chapter 2 キャリア3年目〜4年目

あなたには3年間の経験があります

全く経験のない新人スタッフにすれば,「何でも知っている先輩」です.機材の収納場所や使い方,アシストの手順や要領,ハイジニストワークに必要な機材や使い方,症状の捉え方や患者さんへの言葉掛けなど,あなたが現在できている範囲のことを伝えれば良いのです.
決して焦らずに,あなた自身が新人だったときのことを思い出して丁寧に順序立てて伝えてください.

あなたが気づいてないかもしれないことへのアドバイス

「後輩の育成はできない」というあなたには"思い込み"があるのかもしれません.
その思い込みが足かせになってあなたの可能性を小さくしてしまっているのではないでしょうか.
育成ができないと決めつける前に,"育成をする"ことに挑戦してみてはどうでしょうか.
たとえ,うまくいかなかったとしても,そこからの学びが必ずあるはずです.
あなたの無限にある可能性を大きく広げてください.

参照 COLUMN ① ●失敗はない(16ページ)

STEP UP のための HINT ❾

フィードバックの価値

「フィードバックをしてください」とは，心理学や行動学などのセミナーでは「評価を求める時」によく使われます．

フィードバック（feedback）を検索してみるとさまざまな解釈があるようですが，
「デジタル大辞泉」によると
①ある機構で，結果を原因側に戻すことで原因側を調節すること．
電気回路では出力による入力の自動調整機能．
生体では代謝・内分泌の自己調節機能など．
② 物事への反応や結果をみて，改良・調整を加えること．
③ 顧客や視聴者など製品・サービスの利用者からの反応・意見・評価．
また，そうした情報を関係者に伝えること．
と解説されています．

たとえば，経験のある者が経験のない者に指導する場合，このフィードバックはとても価値のあるものです．
望む結果が得られない場合，改良や調整を提案して望む結果が得られるように導く．
経験者にはその結果が想像できることも，未経験者には想像できない場合，結果を最良にするための導きがあることで最悪の結果を逃れることができます．

そこで，評価を求められたときに犯しやすい過ちが"相手に嫌な思いをさせたくないので，いいことだけを返答しておこう"と考えることです．

相手に安心感を与えることが導きにはならない場合がある

「私の経験からお話しさせて頂くとすれば…」
「あえて，意見を述べさせて頂くとしたら…」と，前置きしてフィードバックする

ようにしましょう．

また，フィードバックを受けた人は，自分が最良の結果を得るために与えられたものだと認識し，感謝の気持ちをもって受け取ることで必ず成長します．

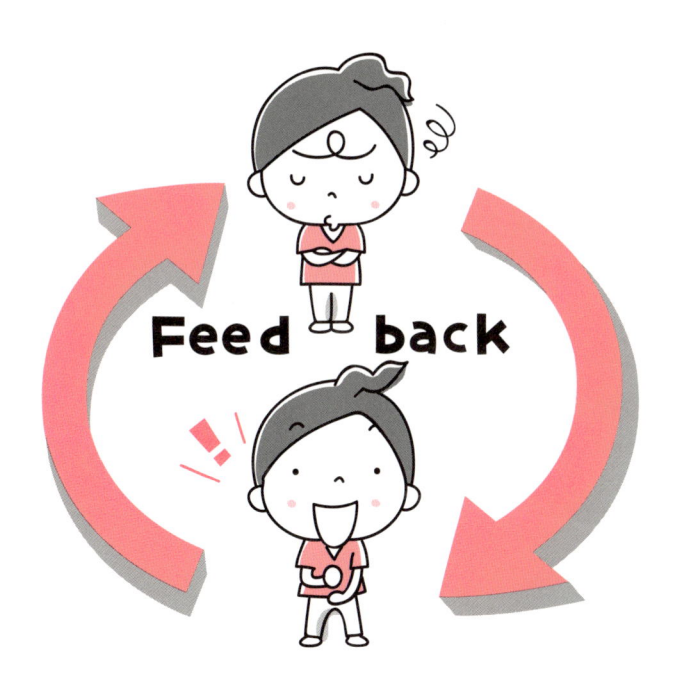

STEP UP のための HINT ⑩

先輩としての5つの心構え

①自分が新人で不安や心配を抱えていたことを思い出しましょう
- 「私にはできたのに…」などと，自分の過去と比較して非難しない
- 「私にはできなかったけれど…」と，相手ができた場合には称賛しましょう

②相手の存在や行動を認めて言葉を掛けましょう
- 「ほめる」「認める」「ねぎらう」気持ちを言葉にして伝えましょう

③相手の"価値観"を知り尊重しましょう
- 価値観の相違を受けとめましょう
- たとえ，自分とは違う価値観であっても認めましょう

④相手の仕事能力を伸ばすことに貢献しましょう
- 「できない」を「できる」にする手助けをしましょう

⑤最終的な責任は，先輩が負いましょう
- 先輩が責任を負うことで，後輩は安心して次のステップに向かうことができるでしょう

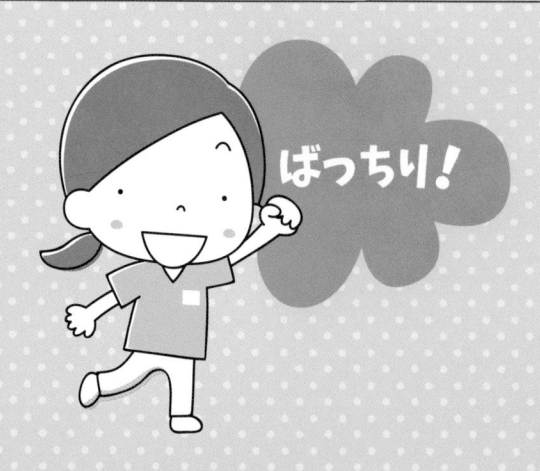

STEP UP のための HINT ⑪

後輩を育てる指示の出し方

「言ったはず」
「いいえ．聞いていません」
そのようなやり取りは，よくあることです．
相手が理解できていないのではなく，理解できる言葉がけをしていなかったあなたの責任です．
指示は必ず「手順に沿って，1つ1つを詳細に」つたえましょう．

＜例＞
- よくない指示
  → 「これお願いね」

- わかりやすい指示
  → 「今日の午後4時に予定されている患者△村△子さんの右下6番のインプラントオペの準備を今から始めてください．
    こちらのプランBの資料を参考にして，今日の午後3時までに終わらせるようにしてください．
    準備ができましたら私に声をかけてください」

経験を積み，仕事に慣れた人は作業の"全体を思い浮かべながら手順をたどる"ことができます．そのため，経験の浅い後輩に指示を出す場合に"おおまかなひとこと"で伝わっていると思い込むことがあります．
ところが，経験の浅い新人さんは仕事や作業の全体像を捉えることができません．

「いちいち言わなければわからないの？！」と嘆く前に，手順に沿った細かなことを「いちいち言うこと」の必要性を理解しましょう．

参照 COLUMN ⑰ ●オリジナルマニュアル作成のすすめ（102ページ）

COLUMN 9

自信に満ちたボディランゲージの効果

内なる感情が表情や姿勢などに表れるとすれば，表情や姿勢を変えることで感情を変えることができるかもしれない．そのような研究がなされました．

ハーバード大学ビジネススクールの教授であり社会心理学者であるエイミー・カディ（Amy Cuddy, 1972〜）はボディランゲージの重要性を説いています．

たとえば，自信のない時に"力強いポーズ"を2分間とるだけで自信がもてるようになるという研究結果があります．
"力強いポーズ"とは，胸を高く張って足を強く踏ん張り，腹筋に力を入れて腕を上げ握りこぶしに力を込め，身体の芯から自信がみなぎる状態でしょうか．

"力強いポーズ"をとることによって支配性のホルモンであるテストステロン値が増加し，ストレスのホルモンであるコルチゾール値が減少することが唾液検査から明らかになったとのことです．

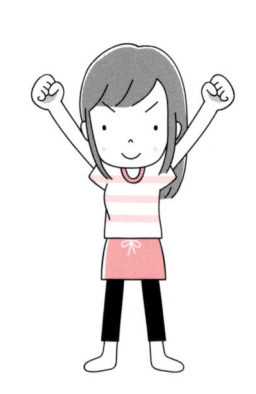

たとえば，人前でのプレゼンテーションや責任のある対面でのコンサルテーション，あるいは就職活動での面接など自信のない時には，まず2分間の"力強いポーズ"をとりテストステロンを増加させてから行動することをお勧めします．

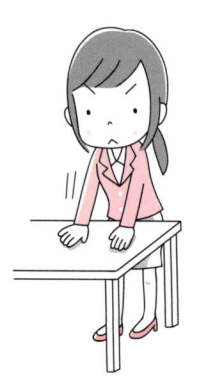

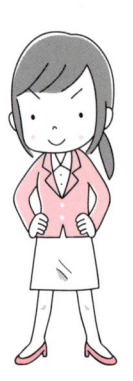

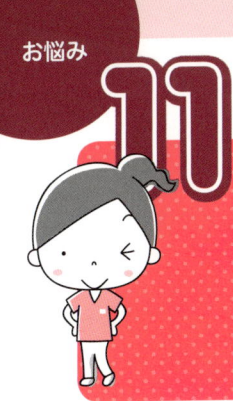

Chapter 2　キャリア3年目〜4年目

お悩み 11

職場の同僚が嫌いです

昨年入社してきた2歳年上の同僚が嫌いです．
院長の機嫌を取るのが上手く，私の前では優しい言葉を掛けますが他のスタッフの前では私の悪口を言っています．
なるべく無視しようとするのですが学会など一緒に参加する機会も多く，その際にはいろいろ愚痴を聞かされます．

💭 具体的に，どのような愚痴ですか？

他のスタッフのことなどです．
仕事についての愚痴はわかりますが，その同僚とは全く関係のない他のスタッフのプライベートなことや価値観など，ネガティブなことを探し出してそれを誇張して話してきます．仲間になりたくないので無視したいのですが，必ず「私はあなたのことがこんなに好き」と言います．
それでいて，他のスタッフには私の悪口を言っているようなのです．

何が起きているのか考えてみましょう

それはとても苦痛ですね．"本人には愛のある言葉を掛けながら，他にはその人の悪口を言う"というのはモラルハラスメントと考えられます．その同僚は，言葉の暴力によって人を支配しようとする傾向にあるようですね．すでにそこには加害者と被害者という関係が生じているように思います．

"院長の機嫌を取るのが上手く，他のスタッフには悪口を言う"というのは，強い立場の人には弱く，弱い立場の人には強いといえますし，「私はあなたのことがこんなに好き」と言いながら他のスタッフに悪口を言うというのは，"感情的な恐喝"と表現されます．"いやがらせと，いやがらせの隠蔽とが同時に行われる"のはモラルハラスメントの特徴でもあります．責任を他人に押し付けたり，「あなたのためを思って」とか「あ

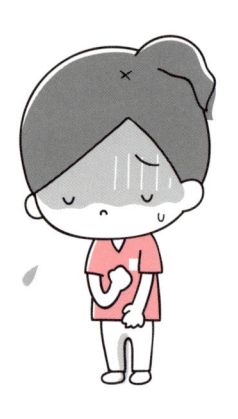

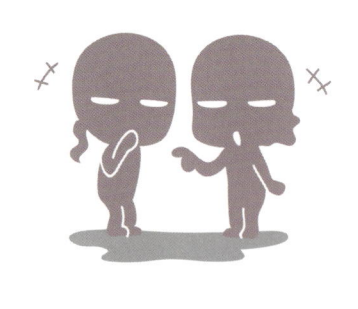

なただけが信じられる」など美化し相手を称えるような言葉を用いながら相手をコントロールしようとします．さらに，「私がこんなにあなたのことを大切に思っているのにあなたは私に冷たい」などと恩着せがましく愛情を押し売りしようとします．

しかし，ここにあるのは"依存"であり，本来は相手を思いやる気持ちに見返りを求めるものではありません．

ADVICE

まず，あなた自身が毅然とした態度をとる勇気をもちましょう

相手が悪口を言い始めたら，決して同調してうなずいたり，共感してはいけません．表情を変えずにただ相手の顔を見ます．

もし，顔を見続けることが嫌なら少し視線をそらしてある一点だけを凝視します．

そして，何も言わないことです．返事もしません．

もし，一言添えるとしたら，「そうなんだ，そう感じているんだ」と，その話の内容はあなたのものであって，私が感じているものではないと認識していることを示します．

そして，まるでそこには何事もなかったかのように振る舞うのです．

そのことによって相手はさらに自分の感情をエスカレートさせるかもしれません．それを覚悟する強い意志が必要です．

難易度の高い方法ですが,「これ以上話を続けることはできないな」と相手に気づかせることができます．

> 「私は人の悪口を言いたくないの」
> とはっきりした態度を示すことが大切です

学会など職場以外で行動を共にする場合も，同様です．

人は複雑なものです

精神は，人が産まれ育つ過程のさまざまな経験や体験によって構成されていきます．
自分の精神・心がどのように構成されているのかを自分で知ることさえも難しいかもしれません．
そのための探求こそが人生に求めるものなのかもしれません．

参照 COLUMN ⑩ ●「あなたのために」の裏側にある心理（75ページ）

COLUMN 10

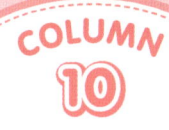

「あなたのために」の裏側にある心理

「あなたのためにしたことなのよ」と言われ，「本当かしら…」と疑問に思ったり，何となく居心地が悪くなるような経験はありませんか？
筆者にはたくさんこのような経験があります．「一番の親友」と言いながらキャッシュカードを盗まれたこともあります．「あなたは私の大事な友人」と言いながら事実とは違った憶測で悪口を職場の上司たちに言いふらした人もいます．
キャッシュカードを盗んだ人は，カードの紛失に気づいた時に一緒になってあちこち問い合わせ，探してくれました．そして，逮捕された時には「あなたのために警告してあげたのよ」と言われました．悪口を言いふらした人は，「それでも私はあなたを尊敬し，あなたのことが大好きです」とメールで伝えてきました．
Facebookでは，会ったことも話したこともない方から「あなたのために一言申し上げる…」と現実ではない妄想からお説教されたこともあります．

このようなことをフランスの精神科医マリー＝フランス・イルゴイエンヌ（Marie-France Hirigoyen, 1949～）は"モラル・ハラスメント"と提唱しています．怪我のように表面上わかりやすい暴力や虐待の結果とは違って，精神的な苦痛を与える"モラル・ハラスメント"が「どれほど被害者の心身の健康に破壊的な影響を与えるのか，その恐ろしさを嫌というほど見てきた」と述べています．

社会学者である加藤 諦三（1938～）は"モラル・ハラスメント"は，「精神的虐待」と「その虐待の隠滅」が同時に行われると定義しています．「その虐待の隠滅」とは，本人が自覚しなくともその虐待を隠そうと「あなたのため」「あなたさえよければ」などと誰もが美徳と認めるような言葉を使ったり，「私さえ我慢すれば」など好意的な言葉や対応によって根源にある暴力を隠そうとします．
「私はこんなにあなたのことを思っていろいろやってあげたのに」というような恩着せがましい言動も"モラル・ハラスメント"であり，結果被害者の方が冷血な人間のように周囲には理解されてしまう場合もあります．

このように，"モラル・ハラスメント"は加害者意識がなく，被害者は追い詰められた末に自己嫌悪に陥ったり，周囲からも理解が得られないことで苦しみます．
もし，あなたの周囲に"モラル・ハラスメント"の加害者がいて，あなたが被害者だとしたら，感情をコントロールするために一歩下がって自分の全体像と周囲が見えるようにズームアップし，冷静さを取り戻すことです．そして，加害者をそのような人だと認識しながら付き合うか，距離を置いて付き合うことで自分を守ることができます．

COLUMN 11

人の悪口や愚痴を言う人

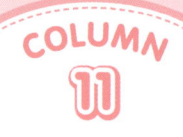

人の悪口や愚痴を言う人の根源にあるのは「自分を認めてほしい」という欲求です．

- 他の人よりも優位な立場にいたい
- 自分の方が優れていることを認めてほしい
- 同じように悪口や愚痴を言い合うことで仲間意識を高める
- 自分が正しいと人に認めてほしい
- 人の同情をひきたい　など

ここから学ぶことは，もし，自分にそのような言動があるなら，『自分を認めて欲しい』と懇願していると気づくことです．
そして，悪口や愚痴を言う代わりに他の人を認めることです．あなた自身が他の人のよいところや共感できるところを探し，それを認め言葉にして伝えることが必要です．

参照　COLUMN 21 ● 手を差し伸べてほしい時（132ページ）

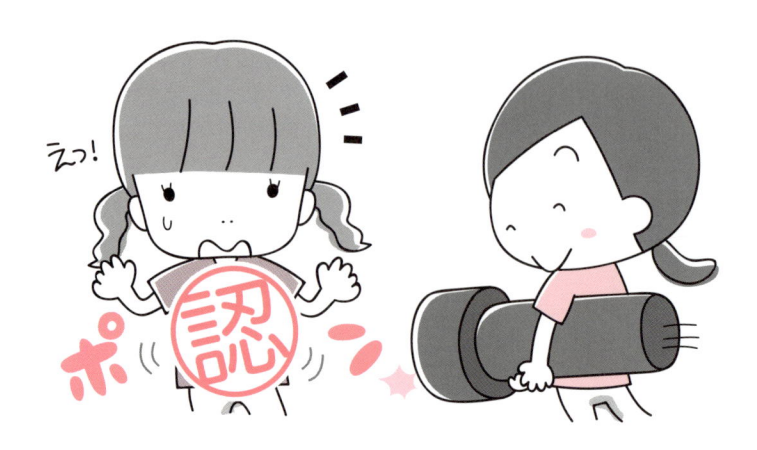

STEP UP のための HINT ⑫

職場が"なかよしクラブ"であってはいけない理由

歯科医療は,"チーム医療"です．患者さんの口腔疾患を治療し，獲得した健康を維持させるためにスタッフが専門家としてチームになりそれぞれの役割を果たします．そこには，共通した歯科医療に対する考えや知識をもち，連携する意識が必要です．

そして，それはプロフェッショナルな専門性のある集団であることを忘れてはいけません．仲間を尊敬し思いやることはとても大切ですし，協調によって居心地のよい環境になります．しかし，"なかよしクラブ"になってしまうと，自律した大人の集団としてチーム医療が成立しなくなってしまいます．

職場が"なかよしクラブ"になると，"なかよし"になろうと結束を強める反面，その考えや感覚に合わない人を排除しようとします．多くの人が中学・高校生の時に経験している仲間意識や仲間外れといった付き合いになってしまうことです．残念なことに年齢を重ねてもそのような意識のままの人がいます．スタッフの多い環境では，派閥ができることもあります．中には，そのような仲間外れにあってしまい，人間関係を苦痛に感じて辞職する人もいます．

スタッフ全員が自律した大人のチームとして意識をもてるように話し合う必要があるでしょう．そして，もし悪口を言い合うような関係性があったとしても自分はそこに同調しない勇気をもつことが必要です．凛とした態度を示すことです．そうすることであなたは周囲から一目置かれるような存在になるでしょう．一時的に疎外感を味わうかもしれませんが，時が解決してくれます．

職場は本来の仕事をし，成果を得るための場所です．心地よい人間関係を構築し，人生の豊かさを実感するためにも"自律した大人"を意識するようにしてください．

参照 COLUMN ⑪ ●人の悪口や愚痴を言う人（76ページ）

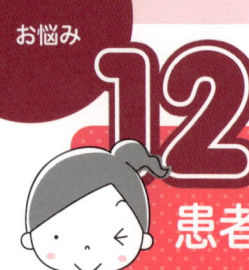

お悩み 12 患者さんから担当を代えてほしいと言われました

メインテナンスを担当している患者さんから，担当を代えてほしいと言われ落ち込んでいます．

💭 状況を詳しく教えてください

その患者さんは退職したベテランの先輩が担当していました．先輩はキャリアが10年あり患者さんからの人望も厚い人でした．
具体的な原因はわかりませんが，その先輩とキャリア3年の私とを比較されると私が不利なのはわかっています．
他のキャリアのある先輩に代わってもらいたいのですが，院長には「君に任せたのだから」と言われます．

💡 HINT あなたが学ぶことができるチャンスですね

患者さんは"担当者を代えれば通院しますよ"と伝えてくださっているのです．つまり，医院には好意的だと判断できます．
幸いなことに院長はあなたを信頼しているからこそ，「君に任せた」と

おっしゃっているのではないでしょうか．素晴らしいではありませんか．**あなたの**どのようなことが"担当を代えてほしい"**と思わせた**のか，それが具体的にわかればあなたにとってこれほど役に立つ指針はありません．直接あなたが患者さんに尋ねることができなければ，院長や先輩スタッフでも構いません．**原因を教えてもらってください．**

ADVICE

苦言を受けた時は，飛躍する時です

そこから学ぶことで成長します．

患者さんは通院しないことも選択できます．ですが，担当を代えてもらえさえすれば通院する意向があることを伝えてくださっています．

原因を教えていただいたら，「それが解決できるよう努力する」意向を患者さんに伝えましょう．院長や先輩スタッフと一緒に伝えるのもよいでしょう．
このチャンスを活かさないのはもったいないです．患者さんの気持ちに寄り添い，成長していきましょう．

参照 COLUMN 12 ●苦言を受けた時の対処の仕方（82ページ）

STEP UP のための HINT ⑬

あなたの立ち振る舞いは大丈夫？

歯科医療従事者の仕事は忙しいですね．限られた時間内にすることがたくさんあり，「毎日が余裕なく慌ただしく過ぎてしまう」と感じている方も多いことでしょう．
そして，忙しいからこそ手を抜かないように意識を向けるべきは，"立ち振る舞い"です．

つまり，丁寧な対応をすることです．患者さんは痛みや不安を抱えて来院されていますので医院側の対応に敏感です．言葉使いや声掛け，表情やちょっとしたしぐさなどによって好感をもってもらえますし，逆に意図しない反感をもたれてしまうこともあります．

動作はあくまでもゆっくりと余裕をもって，常に患者さんへの配慮や気配りを怠らない．
治療への協力を労う声掛けや，不安や不快感を回避する行動は率先して積極的に行いましょう．
ぜひ表を参考にしてください．

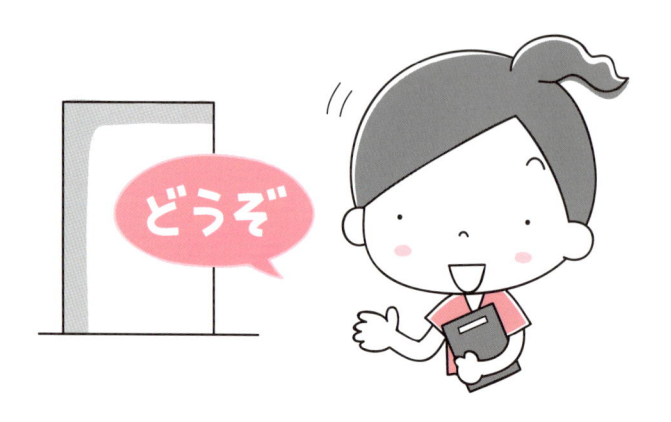

表　"立ち振る舞い"や"声掛け"の具体例

①初診で来院された時
　　「初めまして．道に迷われませんでしたか？」など労いの表情と温かな言葉掛け
　　患者さんの目線よりも下のポジションから問診票の不明点などを一緒に確認する
②来院し受付で診察券を受け取った時
　　「お待ちしておりました」と再会を喜ぶ表情とゆっくりした言葉掛け
③診療室にご案内する時
　　待つ患者さんのそばへ歩み寄り，あいさつとご案内の丁寧な声掛け
　　診療室へのご案内方向を手と顔の向きで示す
④ユニットにご案内する時
　　患者さんが何かにぶつかったりせずに，座りやすいように手で示す
⑤エプロンを装着
　　ゆったりとした動作でさりげなく肩などに手を添えてエプロンを掛ける
⑦ユニットを横にする時
　　「椅子を横にします」とわかりやすい声掛け
　　「倒します」とは決して言わない（倒す＝負かすと捉える方もいます）
⑧顔にタオルを掛ける時
　　ゆっくり丁寧に顔に当てる（ゴワゴワした感触の固いタオルは使用しない）
　　眼の上中央からゆっくり広げるようにのせていく
　　タオルの上からこめかみを軽く押す
　　頬を覆うように首元にタオルを重ねる
　　外す場合は天井の光が急に目に入らないようユニットを起こし声掛けしながらゆっくり外す
⑧施術中
　　排唾管やバキュームの吸引口の位置に注意（排唾管は臼後三角に置く）
　　器具が口内でむやみに当たらないように注意（ミラーは口唇に平行にして挿入）
　　スリーウェイシリンジの使用（水やエアーの強弱）に注意
⑨施術終了後
　　声掛けしながらゆっくりユニットを起こす
　　うがい後口腔周辺の汚れなどを確認する
　　受診を労う言葉掛けをする
　　次回の再会を心待ちにする言葉掛け
⑩次回予約・会計の時
　　「お疲れさまでした」など優しく声掛け
　　「お大事になさってください」「次回もお待ちしております」など安心できる声掛け

COLUMN 12

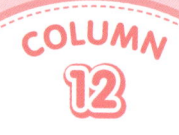

苦言を受けた時の対処の仕方

自分では一生懸命にした仕事でも，成果が得られないことはよくあることです．そして，その結果，相手に不満や怒りをもたれてしまうことも，よくありますよね．

あなたに対して相手が不満や怒りをぶつけている時，あなたも自分が感じていることを相手にぶつけたいと思うでしょう．「そんなことは言っていない」「このような結果になるとは思っていなかった」「私だけが悪いわけじゃない」など，怒りの感情が湧いてくるかもしれません．しかし，その感情をぶつけてしまうと，お互いがエスカレートし，解決策を見出すことができなくなってしまいます．そんな時，どう対処したらいいか考えてみましょう．

【相手に対して】
ただ黙って苦言を聞きましょう．相手が感情をエスカレートさせないためには，気がすむまで話してもらうことです．

【自分の感情のコントロール】
相手の言い分に対し，次第にあなたの感情が高まってくるでしょう．その感情をコントロールするためには，その場を客観視します．感情的になっている時は主観的です．自分を客観的に捉えることができなくなっています．
つまり，相手は主観的になって苦言をぶつけているので，自分自身は観えていません．では，あなたが客観的に相手を観た時，相手はどんな表情をしていますか？ どんな態度でしょうか？ そして，あなたはそれをどう感じますか？
美しいと感じられますか？ 同じような表情にはなりたくないと思いませんか？
客観的に観ることで，次第にあなたの感情が収まってくるはずです．

【あなたからの言葉】
「どうすればいいですか？」そう尋ね，主観的になっている相手に答えを求めます．
もし，その答えがあなたにとって受け入れがたいものであったら，「わかりました．少し考えさせて下さい」と，時間の猶予を求めましょう．

お互いが冷静になった時に解決策が見つかることがよくあります．

COLUMN 13

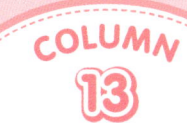

"第一印象"と"第一感"

HINT ❼でも紹介しましたが,「第一印象は6秒で決まる」と言われます.初めて出逢った人からの視覚情報によって,わずか6秒でその"人となり"までも印象づけてしまいます.

さらに,世界で150万部を売り上げた 『第一感 「最初の2秒」の「なんとなく」が正しい』(マルコム・グラッドウェル著／光文社／2006)には,「瞬時に下した判断も,慎重に時間をかけて下した判断にひけをとらない」と要約されています.

これらのことから,私たちはいかに瞬時の判断である"直観"に頼るかということが理解できます.そして,直観で得た印象や判断はパワフルであり,第一印象や第一感が違っていた場合の修正には時間が必要だということも理解しておきたいことです.たとえば,控えめでおとなしそうな第一印象の人が,意外に大胆で積極的な人であったとその印象を修正するには,大胆で積極的だと納得できる体験をさせる必要があります.

「自分がどのような印象を与えているのか」については,じっくりと向き合うべきでしょう.
ひとに理解してほしい自分像と,人が理解する自分像が大きく違う場合,誤解や期待外れが生じます.

とはいえ,人は自分のことをどれほど理解しているのでしょうか?

「あの人って,自分では気づいていないようだけれど……」というような話はよく聞きますね."自分では気づいていないけれど,他人にはわかっている自分"というのが自分にあるとすれば,闇の中で光を見失ってしまったような感覚に陥り,怖くなります.

人が自分をどう判断し評価するのか,その第一印象や第一感について考えてみましょう.

参照 COLUMN ❺ ●自分のことは自分でわかっている?(48ページ)

参照 HINT ❺ ●見た目がすべて(38ページ)

お悩み 13

"院長に伝えること"が難しいです

3年目の歯科衛生士です．
患者さんのことを院長に伝えようと思ってもなかなか伝えることができません．
医院には先輩の歯科衛生士がいないのでアドバイスをもらうこともできません．

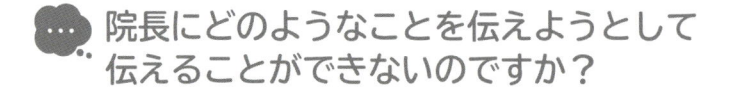

院長にどのようなことを伝えようとして伝えることができないのですか？

SRPを担当させていただいた患者さんの歯周病の改善ができているかどうかの評価が欲しい時や，知覚過敏がある場合にどうしたらよいのかを聞きたい時です．

院長に伝えることができずにどうするのですか？

そのままになっています．

Chapter 2 キャリア3年目〜4年目

SRPの評価は自分でなんとなくこれでいいのかな？というふうに納得したり，知覚過敏を訴える患者さんには，専用の歯磨剤を使ってくださいとアドバイスをするのですが，適切かどうかわかりません．

💡 \HINT/ それはよくないですね

院長はその立場上，患者さんの病態や病状，治癒過程や変化などを把握しておく必要があります．院長に伝わっていなければ，院長としての義務を果たすことができません．

💡 \HINT/ 伝えようとして伝えることができないのはなぜでしょうか？

院長はいつも忙しそうなので，こんな小さなことをいちいち伝えるのはかえって悪いように思います．

ADVICE

歯科医師の診断や治療が必要な場合もあります

「こんな小さなことをいちいち伝えるのはかえって悪い」と思うのは，そのように思い込むような体験があったのかもしれませんね．たとえば，

あなたが患者さんのことを報告しようとした時に，院長は忙しく余裕をもって向き合うことができなかったというようなことがあれば，そう思い込むのも無理はありませんね．

しかし，臨床経験を積まないとSRPの評価ができませんし，知覚過敏の原因が咬合によるものであり，咬合力の緩和が必要であるかもしれません．つまり，院長の歯科医師としての診断や治療が必要な場合もあります．

患者さんのためにも伝えましょう

また，"こんな小さなこと"でも患者さんの苦痛であり"訴え"ですので，真摯に対応しなければならないでしょう．
あなたが院長に伝えようとする"少しの勇気"が必要ですね．

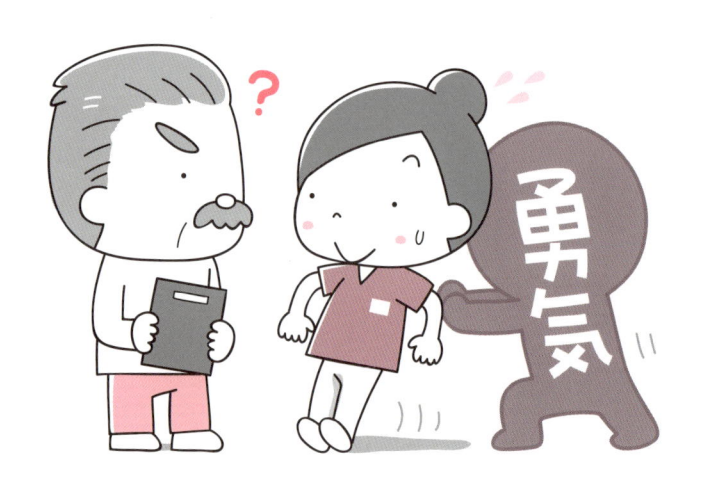

お悩み 14

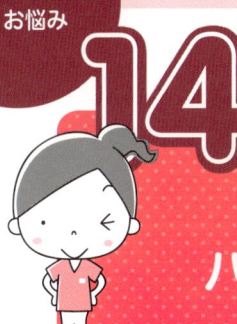

Chapter 2　キャリア3年目〜4年目

これって，パワハラじゃないですか？

勤務先の院長は，すぐにキレます．
ときどき，何が原因で怒っているのか分からずスタッフたちとオロオロしてしまいます．
「おまえらは〜…」と，見下した言い方をされますし，
「俺の言うことがわからないのか？」と言われることもあります．
おまけに，「給料カットするぞ」と脅かされます．
これって，パワハラじゃないですか？

💭 具体的にどのようなことで院長の感情スイッチが入ってしまいますか？

それがわかりません．
診療中，院長室から出てくると表情や態度が豹変している場合もあります．

💭 他のスタッフの反応はどうですか？

一致団結します．スタッフ同士慰め合ったり励まし合ったりして，仕事帰りに呑みに行ったりカラオケを熱唱してストレス発散しています．

ADVICE

団結して励ましあってるなんて，素晴らしいチームですね

院長に不満があったとしても，スタッフと一致団結してストレスを発散させようとするのは，その環境を大事にしたいという気持ちの表れですね．

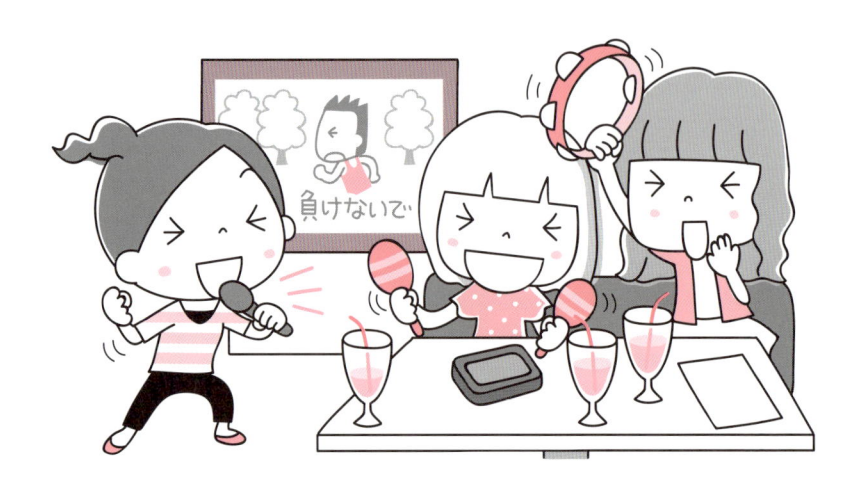

院長に問いかけてみてはどうでしょう？

「おまえらは…」とか，「給料カットするぞ」というのはまさに立場や権力を行使したパワハラです．
そこから去ることも選択肢の1つです．
そして，もしあなたに院長を尊敬する気持ちがあるとしたら，「わかりにくいと感じた指示」に対し，次のように質問してみてはどうでしょう．
「院長のおっしゃることをもう少し詳細に教えてください」
「院長の言われることを理解したいので，もっと詳しく教えてください」
「私がどのように行動すればよいのか，一緒に考えてください」
院長は尊敬するポジションにあり，院長の指示をしっかり理解し，自分も一緒に行動に移したいと伝えるのです．

経営者＆院長へ

離職率の高い仕事である背景には，このような"自覚のないパワハラ環境"が影響しているのかもしれません．
経営者である歯科医師は，スタッフの人生に強く関与していることを忘れてほしくないですね．

COLUMN 14

辞職の理由

長い年月の間に，スタッフが辞職することを何度も経験してきました．
若いスタッフは「結婚」という寿退社が理由で，周囲からの祝福と共に幸せそうに職場を後にする辞職が多く，ある程度の年齢になると「親が帰郷するように言っています」とか「親の具合が悪くなったので看病をします」という理由が多くなります．

スタッフの辞職を経験していくうちに，辞職の理由が"本当の理由"とは異なっている場合がかなり多いということに気づきました．ある人は，「親が寝たきりになりましたので」と数か所の職場での辞職理由に，元気な親を"寝たきり"にしていたこともありました．

ここから学んだことは，"辞職の本当の理由は経営者にはわからない"ということです．結婚や出産，家族の転勤など辞職の理由がポジティブである場合とは異なり，「院長が人として尊敬できないのです」とか「院長と顔を合わせるのさえ嫌なのです」「院長の一言がいつも気に障るのです」「安い給料に我慢できないのです」などとは言わないものです．

また，辞職理由は1つではない場合が多く，複数の嫌なことが積み重なり，我慢や迷いを重ねた結果，辞職に踏み切るようです．その理由は人間関係によるものがほとんどのように思われます．たとえお給料が少なくても「職場の人間関係が良く，院長を尊敬できる」のであれば勤務を続ける人が多いようです．

人材を確保できずにいつも求人募集をしている歯科医院には共通した特色があることにも気づきました．ここで，経営者である院長や歯科医師に焦点を当ててみましょう（表）．参考にしていただけると歯科医院の環境が変わり歯科医療界の発展や安定に繋がっていくのではないでしょうか．

表　こんな点に気が付きませんか！？

① 『俺様』（威圧的でスタッフを卑下している）
② 患者さんを丁寧に扱わない・平等でない
③ ケチである（スタッフの給料は安給料）
④ 指示がコロコロ変わる
⑤ 治療に誠意がない

院長はスタッフからどのような評価を得ているのかはなかなかわからないようです．スタッフが定着しない，人材を確保できない状況にあるならば一度経営者としての評価を行うことも必要かもしれません．

さらに人間関係以外に，"雇用条件"に関して，健康保険や雇用保険，厚生年金などの保険や保証が確約された環境であれば辞職を考えないでしょう．
1日の束縛時間が長くなることから，近年では週休3日の雇用条件を取り入れているところもあり，集中的に時間を使えるため，子育てや介護などと両立しやすく働きやすい環境になっているようです．

筆者自身，"人材が定着するようにスタッフ教育をしてほしい"と経営者から依頼されることがよくあります．そして，その場合『経営者側には非がない』との思い込みも多く，スタッフの言い分を聞いてみると，定着しない理由に納得できることがあります．
そのような場合に提案させて頂くことが"第三者を交えた話し合いの場"です．その第三者は経営者と雇用者のどちらからも中立的な立場で，双方の意見をまとめていきます．表情やしぐさから言葉に表れない感情や思考を洞察する観察力をもち，言語表現から行動や思考パターンを読み取ることができる人がその役割をします．
このような訓練を受けた人（例えば，NLPトレーナー，LABプロファイル®エキスパート）は世界的にも少数ですが，今後はさまざまな分野で必要になると思います．

STEP UP のための HINT ⑭

実践する！感情のコントロール方法①
気づきを得る

"感情的になって周囲が見えなくなっている"と耳にしたことはありませんか．人は感情をあらわにしている時は周囲の光景や自分の姿に意識を向けることができません．

そこで，感情的になっている時にぜひ実践してほしいのが，「今，この場面を少し離れた上方で観るとどのように観えるか」と，客観的に自分を映像の中に映して自分の様子と周囲を観ることです．そうすると，想像もしていなかったことに気づき，感情をコントロールすることができます．

部屋の中にいるあなたを，航空写真で空の上から観ている様子を想像してみてください．部屋の中にいて感情的になっているあなたは，まさにその感情に支配されている状態で，周囲や自分の姿を観ることができません．そして，その様子をマップ上に描くように，あなたのいる部屋の建物からその建物がある街，地域へとその全域を観るようにします．

感情をもつことは生きていくうえで必要不可欠です．怒りが何かを成功に結びつける動機づけになることもありますし，尊敬や愛が人との関係性を価値あるものにします．慈愛が子育てには必要ですし，哀しみはより愛を確認できることもあります．

ネガティブな感情もプラスに作用させると，結果的にその体験を乗り越えることができます．反対に怒りや悔恨などのネガティブな感情をいつまでも抱えていることで，周囲の信頼や愛情，関心などを失ってしまうこともあることを忘れないでください．

"ズームインして自分の感情を感じ，ズームアップして周囲と自分を観る"ことで多くの気づきがあるでしょう．このズームインとズームアップを自由にコントロールできるようになれば，必ず成長できます．

STEP UP のための HINT ⑮

実践する！感情のコントロール方法②
ネガティブな感情のコントロール法

ネガティブな感情を抱いている自分に気づいた場合，それをどうコントロールしているでしょうか．

「普段は禁じているスイーツをお腹いっぱい食べる」「何も考えずに走る」「とにかく寝る」「友達に聞いてもらう」「お酒を呑んで憂さ晴らしする」「欲しかったバッグを買う」「DVDを観る」「旅行に出かける」「お風呂に入って大きな声で感情をぶちまける」「エステサロンに行く」「泣く」などなど……．

誰もがそれぞれ，いろいろな方法を身につけているでしょう．

大事なことは，「ネガティブな感情は必ず自分の力でコントロールできる」と信じ，そのネガティブな感情から抜け出すことができる方法を実践することです．失敗したり時間が掛かっても自分を責めずにそして本気になって全力で取り組むことです．

スイーツを食べて，走って，寝て，聞いてもらって，お酒を呑んで，バッグを買って……．

職場でのミーティングでも，個々に感情のコントロール法を披露し合うのもおもしろいかもしれませんね．

お悩み 15

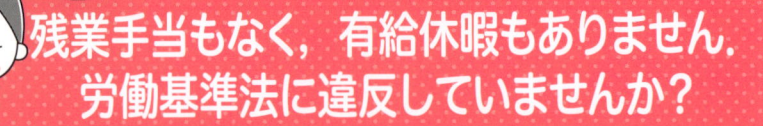

残業手当もなく，有給休暇もありません．労働基準法に違反していませんか？

勤務先の歯科医院は，9時から19時までの診療時間のため，8時半には仕事を始め，帰宅できるのが21時過ぎになります．昼休みは1時間半あるのですが，診療が長引いたり午後の準備があるため，実質30分程しかありません．
先日，友人の結婚式に出たいと有給休暇を申請しようとしたら，「有給休暇はない」と言われました．
これって，労働基準法に違反していませんか？

💬 **就職を決める際，具体的な雇用条件を契約しましたか？書類を交わしましたか？**

「9時から19時までの診療時間，昼休みが1時間半，週休2日」と，口頭で伝えられただけです．

💡 "雇用されること" について考えてみましょう．

雇用契約書，就業規則について書面上で契約を交わしていますか？
雇用保険や健康保険に関しても理解していますか？

ADVICE

口頭だけの契約では不安ですね…

現実には，雇用人数が10名以下の歯科医院環境が多く，面接時に口頭で雇用条件の説明を受けただけで，書面での契約を結んでいないことも多いと聞きます．
ある調査によると，雇用契約書や就業規則が書面化し運用できているのは個人経営の歯科医院の約30％しかなく，評価制度まで完備されているところは約10％とのことです．
公認会計士・税理士など医院経営に関する専門家のいない個人経営の歯科医院もあるようです．

常勤勤務であり，「健康保険に加入してください」と言われ，後日になってから「自分で国民健康保険に加入する」ことだと知ったり，10年間勤務して突然解雇を告げられ1月分の給料しかもらえなかったという話もありました．

> 雇用契約に関しては，雇用される側も知識をもつ必要があります

参考までに，厚生労働省のホームページにあることをまとめてみます．歯科医院は労働基準法上の業種区分では，保健衛生業であり，従業員数が10名未満という小規模な事業所であれば，法定労働時間に関して他の業種よりも多めに労働時間を設定できるという特権があります．

1日の労働時間は，8時間というのは変わらないのですが，1週間の労働時間は別の業種であれば40時間ですが，保健衛生業であれば，1週間44時間まで最長労働時間を設定できます．さらに，1カ月単位や1年単位の変形労働時間制があり，1日の労働時間の限度は10時間，1週間の労働時間の限度は52時間となります．

厚生労働省のホームページには雇用に関する条件などの詳細が紹介されていますので参考にすると良いでしょう．

**スタッフが長年勤務している歯科医院は
きちんとした労働条整った環境でもあるといえますね．**

参考
厚生労働省ホームページ　労働基準に関する法制度
http://www.mhlw.go.jp/stf/seisakunitsuite/bunya/0000042451.html

お悩み **16**

Chapter 2　キャリア3年目〜4年目

仕事に行くのが怖いです…

ある男性患者さんに手を握られたり，腰の辺りを触られたりしました．医院が個室になっているので，次に何をされるかと思うと怖くて…．通勤の電車に乗ると動悸が激しくなり，このままでは仕事に行けなくなりそうです．

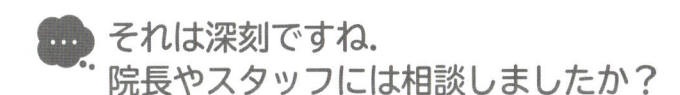

それは深刻ですね．
院長やスタッフには相談しましたか？

いいえ．
60代の男性院長と，40代の受付助手の女性スタッフだけですので相談しにくくて…．
まだ誰にも打ち明けてはいません．

ADVICE

> それは"セクハラ"です！
> 院長とスタッフに報告しましょう

　個室になっていることも相手の態度や行動を助長させています．若いあなたがウブだからとか，魅力的だからという慰めではなく，きちんとした対策を早急にとらないとあなたの精神面が心配です．

　報告する際に，あなたに親身になってもらえるように「私はこのような体験をしていますがとても嫌です．どうすればよいのかアドバイスをしてください」と，毅然と伝えることが大事です．恥ずかしそうにもどかしい言い方をすると，「あなたにも非があるのでは？」と，軽く受け取られてしまう可能性があります．

> 今後は個室でもドアを開けておくようにしましょう

　そして，患者さんには2人きりではないのだとわかってもらうよう，施術中に院長やスタッフに声をかけてもらえるようお願いしましょう．

　手を握られたり，腰を触られたりしたときは，完全に無視します．

とても腹立たしいですが，そのような行為に対してあなたがどのような反応を見せるかを楽しむような人もいます．
毅然と堂々とした態度を貫き，常に患者さんの背後に回り近づきすぎないようにしましょう．

あなた自身が，「私はこのようなことに動じない」と思い込むことも効果的です．
通勤の電車に乗る時に動悸が激しくなるのは心的外傷です．
症状が進むようであれば，専門医を受診することを勧めます．

> 参照 **COLUMN 15** ● ある客室乗務員のセクハラ対応（99ページ）
> 参照 **COLUMN 16** ● 心的外傷　深刻な惨事ストレス（100ページ）

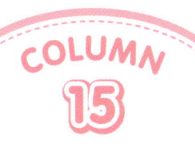

COLUMN 15

ある客室乗務員のセクハラ対応

客室乗務員の方から聞いた話です．
素敵にユニフォームを着こなし，優雅に接客する魅力的な客室乗務員には憧れる方も多く，飛行機という非日常的な空間で，少し気分も高揚するのでしょうか．"お触り"もよくあるのだそうです．
そのような時，客室乗務員はお客様のプライドを傷つけずに自分の身も守る方法として，「お客様，そこは腰でございます」「お客様，そこは胸でございます」と動じた様子を見せず，笑顔を絶やさず，しかし毅然とした態度で言うのだそうです．
他のお客様も大勢いらっしゃる中で大きなトラブルに発展しないように細心の注意を払いながらの見事な対応だと思います．

COLUMN 16

心的外傷　深刻な惨事ストレス

さまざまな人と関わるうえで，言葉の暴力やセクシャルハラスメントなどに遭遇してしまう惨事があります．
ストレス耐性度は年齢や経験によっても差があり，自分だったら平気だと思うようなことも人によっては耐えられない程の苦痛である場合もあります．
苦痛を感じている人にとって「そんなことぐらいで大げさな」という言動はさらに追い打ちを掛けストレスを助長させてしまいます．
深刻化させないためにもどのような症状があるのか知っておく必要があるでしょう．
心的外傷や惨事ストレスについて表1・2を参考にし，専門医を受診することも勧めるべきでしょう．

表1　各種症状とその説明

症状	症状の説明	具体的な症状
再体験症状	考えようとしていないのに，何かのきっかけで不快で苦痛な記憶がくり返しよみがえること	フラッシュバック，悪夢
回避症状	トラウマ体験に関することをできるだけ思い出さないようにしたり，裂けようとしたりすること	トラウマ体験を思い出せるような状況や場所，人を避ける，その話題を避ける，楽しんでいたことを避ける
過覚醒状態	物音などに過敏に反応してびくびくしたり，警戒心が強くなったりすること	眠りたいのに眠ることができない，注意や集中が困難，いらいらして怒りっぽくなる，不安が強く精神的緊張が高まる
解離症状	できごとが本当に起こったのではないと感じたり，できごとについて感情が麻痺して「何も感じない」状態になったりすること	できごとについて重要な側面を思い出せない．周囲からはボーっとして見える．
自責感 サバイバーズ・ギルド	できなかったことや，自分が無事であったことを責めること	罪責感，生き残り罪責感
仕事に対するモチベーションの低下	仕事に対するモチベーションが低下し，仕事を辞めたいと思うこと	仕事意欲の低下，離職願望

表2 外傷性ストレス反応と症状

外傷性ストレス反応	症　状
異常事態における正常な反応	衝撃的な光景がなかなか頭から離れない．その話題を避けたい．気持ちが高ぶる．眠れない．嘔気，嘔吐，動悸などの身体症状
急性ストレス反応 急性ストレス障害	衝撃的な体験の直後に現れ，通常数日で消える症状で，具体的な症状としては心拍数の増加や発汗，現実感の消失や集中力の低下，フラッシュバック，怒りや不安，無力感など． 日常生活が機能している場合は急性ストレス反応，日常生活に支障をきたす場合は急性ストレス障害と診断される． 特徴的な症状は，再体験症状，回避症状，解離症状の4つである．
外傷後ストレス反応 外傷後ストレス障害	衝撃的な体験後1カ月以上持続している． 日常生活が機能している場合は外傷後ストレス反応，日常生活に支障をきたす場合は外傷後ストレス障害と診断される． 特徴的な症状は再体験症状，回避症状，過覚醒症状の3つである．
反応性の抑うつ状態	エネルギーが枯渇した状態で，気分の落ち込み，意欲の低下，思考力・集中力の低下，自信喪失，睡眠障害，身体症状（頭痛，嘔気，腹痛など），希死念慮など．

（松井豊：惨事ストレスへのケア．おうふう，東京，2010）
（松井豊：消防職員のための惨事ストレス初級研修講義資料．筑波大学カウンセリングコース，2014）

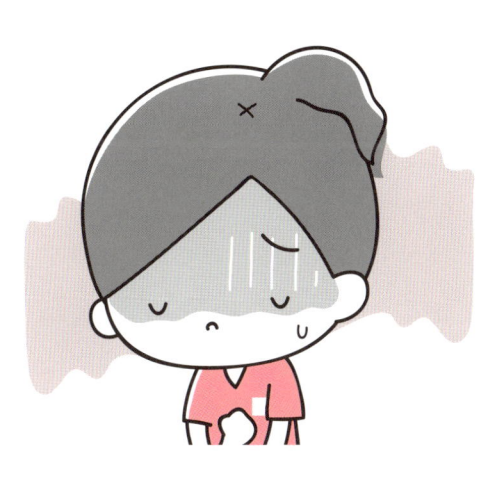

COLUMN 17

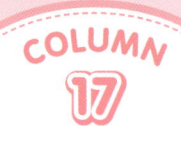

オリジナルマニュアル作成のすすめ

スタッフが予期しない事態で休職したり辞職する場合に備えて，準備する器具や治療の手順を記入した医院オリジナルのマニュアルを作成しておくことを推奨します．
「診査診断編」「補綴修復編」「歯周治療編」「歯内療法編」「抜歯・外科編」「インプラント治療編」など，各治療項目に沿って作成しておくとよいでしょう．

【ポイント】
- 準備する器具は写真撮影をし，画像で確認できるようにしましょう．
- 治療の手順は過程に沿って番号順に書き出しましょう．
- 歯科治療剤や修復剤などの取り扱い説明書の重要な項目もコピーして添付しておくとわかりやすいでしょう．
- 体験者としての「コツ」などを添えておくと，より理解が得やすいでしょう．

【例】
- 液漏れは必ず清潔なガーゼでふき取りましょう．
- 鋭利な刃はガーゼで包んで滅菌パックに入れます．
- 容器の蓋を間違えないように気をつける．

マニュアル作成には時間がかかり「大変だ」と思われるでしょうけれど，急なスタッフの欠員においてもスムーズな仕事ができ，慌てるようなことがなくなります．

Chapter 3

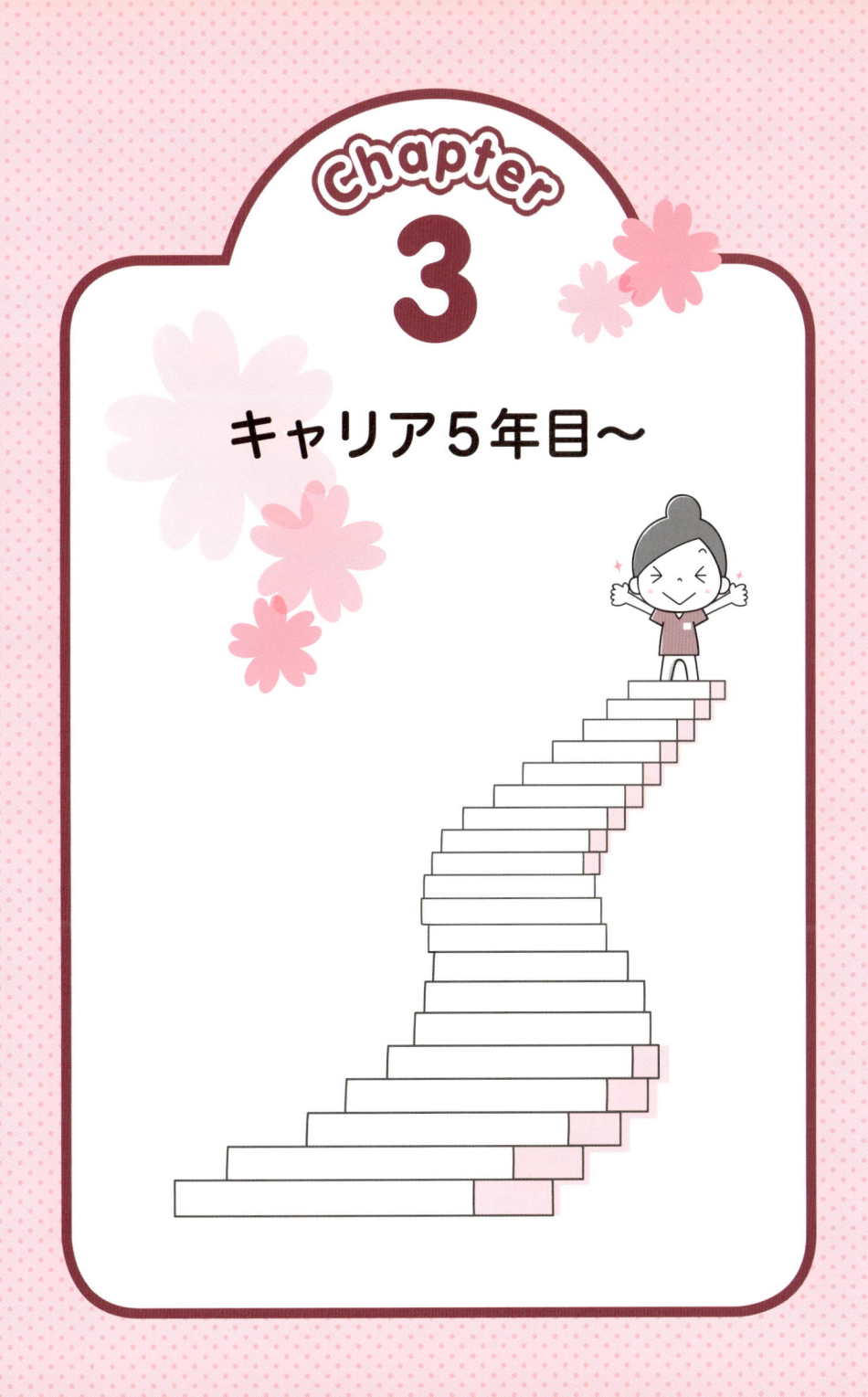

キャリア5年目〜

お悩み 17

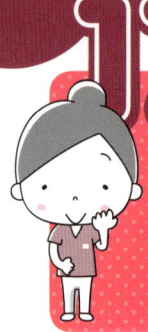

後輩ってどう育てるのですか？

私はキャリア5年になりました．
一昨年入社した後輩も一通りの仕事を覚えたようで，院長から「これからが本当の育成だ．モチベーションが上がるように育ててくれ」と指示されました．
具体的にどうすればよいのでしょうか？

HINT
院長の指示をかみくだいて解釈してみましょう

後輩が2年間に「一通りの仕事を覚えた」というのは，仕事の「手順を覚えた」と院長は考えていらっしゃるのではないでしょうか．
そして，「これからが本当の育成だ」というのは，自ら率先して仕事を展開できるような"プロフェッショナルな仕事"ができるように育ててほしいとの考えではないでしょうか？

ADVICE

後輩作業効率があがるようにしてみよう

「何がどこに収納され，いつ，どのように使うものなのか」「患者さんのスケーリングのために何をどう使うのか」といったことが理解できていれば，「率先して使うものやタイミングを計り仕事をスムーズに進めることができる」ようになり，作業効率があがるでしょう．

後輩の「患者さんとの会話」はどうでしょうか？

「患者さんの口腔から全身のことや生活習慣などに意識を向ける」ようになれば，患者さんとのコミュニケーションがより生活に密着したものになり，メインテナンスの継続に繋がるでしょう．

後輩の育成において大事なこと

「"あなた自身"がこの仕事を楽しみ，やりがいを見出すこと」ではないでしょうか．あなたのいきいきした姿を見て，後輩はあなたのようになろうとします．**後輩にとってはあなたがモデルです．**

参照 **HINT 16** ●モデルをみつけよう！（106ページ）

STEP UP のための HINT ⑯

モデルをみつけよう！

小学生だった頃，夢中になったアニメのキャラクターに憧れを感じ，同じような口調で話したり同じようなポーズをとったりしたことがありませんか？
あるいは映画を観て主人公に感情移入し，映画館を出た時にはすっかり同じような素ぶりで歩いていた…ということもあるのではないでしょうか？

"真似る"ことは，人の成長を助けるものでもあります．仕事ができる先輩を真似て仕事をすると仕事ができるようになります．つまり，先輩をモデルとして先輩の話し方やその内容，行動を真似ているうちにその能力が身につき，考え方や価値観までも先輩に近づきます．
心理学では"モデリング"といい，憧れや尊敬する人を真似ることで短期間に成果を得ることができる"効果的な学習方法"と考えられています．

モデルになる人をみつけたら，次の順序で真似てみましょう．
①見えること：外見，身だしなみ…など
②聴こえること：話し方，口調，言葉使い…など
③感じること：雰囲気，安心感，躍動感…など
④行動：動き，しぐさ，活動…など
⑤能力：技術，知識…など
⑥思考・価値観：考え，信じること，価値…など
⑦"人"として

モデルにした人とあなた自身との融合により，"成長したあなた"が存在するようになります．

仕事ではこの人，プライベートでの過ごし方はこの人，ファッションではこの人，などと，1人のモデルで全てを真似るのではなく，それぞれの分野でモデルを変えるのもいいですね．

お悩み **18**

Chapter 3　キャリア5年目〜

院長と後輩スタッフの間で板挟みになっています．ストレスを感じ，とても辛いです

院長とスタッフとの板挟みになっています．
院長は「スタッフが率先して行動をしない」「言われたことしかしない」と言い，スタッフは院長の指示が「スタッフのことを無視した自分勝手なもの」と言います．
双方が私に不満をぶつけ，どうしたらいいのかわかりません．

\HINT/ あなたはどのような立場ですか？

5人いるスタッフのチーフとしての立場です．
当院でのキャリアも5年になり，院長からはスタッフのまとめ役として責任をもつように言われています．

具体的に板挟みになっていると感じるのはどのような時ですか？

院長からのスタッフへの指示が，スタッフの都合を無視したものである

107

場合もあります．私はどちらにも非があるように思うのですが，院長もスタッフも面と向かっては具体的なことを言いません．
たとえば，診療がスムーズに進行し，時間に余裕をもって終われそうな時に，緊急でもない模型の整理などを指示され，結局時間通りに終えることができず，残業手当もないまま残業することがあります．

💭 あなたに落ち度があるように言われ，辛く，ストレスを感じているのですね？

院長からは，「いちいち指示しないと仕事ができないのか？！」と言われますし，スタッフからは「残業手当が出ないのに，仕事が終わりそうな時に限って指示される．どうしてそこで引き受けてしまうんですか？断ってください」と責められます．

ADVICE

お互いが面と向かって話し合う場を設けましょう！

あなたが板挟みになり「ストレスを感じている」とは辛いですね．早急に解決策をみつけたいですね．

院長とスタッフが面と向かって話し合うことができていますか？

お互いの意志や考えを理解することができていますか？

また，院長やスタッフがあなたに不満を伝えてくることを，あなた自身が"仕方ない"と承認してはいないでしょうか？
根源的に解決しなくては，小さな不満も積もり積もると突然に爆発し事態は終止がつかなくなることがあります．

まず，院長とスタッフが一緒に話し合う場を設けてはどうでしょう．
その目的は「院長とスタッフのお互いの考えや仕事観を知ること」です．

"板挟み"になっていると感じるのは，院長とスタッフ双方に意志の疎通が認められないからではないでしょうか？
院長からの「スタッフのことは君に任せる」や「スタッフを取りまとめるのが君の役割だ」との言葉に責任感を強めてしまっていませんか？
院長とスタッフの考えや価値観に対してお互いが漠然とした理解ではなく，詳細で深い理解が必要です．

今回の問題を詳細に具体的にしてみましょう

❶院長の言い分：模型の整理ができていない
→いちいち指示しないと仕事ができないのかという不満
→「指示しなくても」率先して仕事を見つけてほしい

❷スタッフの言い分：仕事が終わりそうな時に限り指示を出される
→残業手当がつかないのに残業を強いられる不満
→残業手当を支給してほしい
→残業手当の支給が難しいならば，業務時間内に終わるように指示を出

してほしい

双方の不満を解消するためにも，詳細を話し合う場をつくる必要があります．
思い切って，あなたが話し合いの進行役を担ってはどうでしょうか？

> お互いが求めていることを詳細に伝え合い，
> 正しく理解し合うことで職場環境は好転します

＊院長からスタッフへ伝えるべきこと

「指示しなくても行動ができるように」率先して仕事を見つけるというのは「どのようなことに意識を向けなければいけないか」具体的に説明し，スタッフに理解してもらい，実践してもらいましょう．

＊スタッフから院長へ伝えるべきこと

「残業を強いるなら残業手当を支給して欲しい」と伝えましょう．
支給が難しいのであれば，残業にならないように余裕をもたせた予測時間内に終わることができるようお願いしましょう．

"以心伝心"は職場では不確かな結果に結びついてしまうことがあります．詳細を具体的に言葉で表現して伝えることが必要です．

参照 COLUMN 18 ●「経営者の想いVSスタッフの想い」の根本的な違い（111ページ）

参照 HINT 17 ●チーフや指導者であるあなたに必要な能力（112ページ）

COLUMN 18

「経営者の想いVSスタッフの想い」の根本的な違い

経営者とスタッフの想いに根本的な違いがある場合が多くみられます．

【経営者にありがちなスタッフに求める想い】
・率先して自ら行動してほしい
・目標をもち失敗してもいいから実践してほしい
・自ら考え判断してほしい
・結果を出してほしい

【スタッフにありがちな経営者に求める想い】
・周囲を観察し，よく考えてから行動したい
・失敗したくないので問題を探したい
・指示を出してほしい（自分で判断するには自信がない）
・結果よりも過程を評価してほしい

経営者は，「いちいち指示を出さなくても自ら率先して行動してほしい．何か新しいことを始める時は，目的をはっきりさせ，失敗を恐れずに結果を出してほしい」とスタッフに求めます．一方，スタッフは「指示されたことに対して自ら率先して行動するよりも，まず周囲の反応を観察してよく考えてから行動したい．何か新しいことを始める時は，問題点を探し，失敗しないようにしたい．結果はどうであれ，頑張った過程を評価してほしい」と，求めることが根本的に異なる場合が多くあります．
その相違を理解していないと，「スタッフが思うように動かない」「スタッフのことを全くわかってもらえない」と，お互いに不満を募らせるようになります．

解決するには，お互いの考えの詳細を具体的に話し合うことでしょう．「言わなくても伝わるだろう」とは理想ではあっても，そのような関係性を築くには長い年月と経験が必要でしょう．職場ではお互いの意思の疎通を妨げる原因にもなります．

また，経営者やスタッフとしての立場ではなくても相手を理解したい場合は，"あなたのこと（考え）を理解したいので"との前置きをし，まずは相手のこと（考え）を優先して聞くことで本質が聞き出しやすくなります．その際は，自分のこと（考え）は後回しにしましょう．

STEP UP のための HINT ⑰

チーフや指導者であるあなたに必要な能力

「現場はチーフに任せている」「スタッフのことはチーフがまとめている」と，経営者や歯科医師からよく聞きます．そして，チーフという立場を与えられた歯科衛生士からは「私には，みんなをまとめていく能力があるのだろうか」と不安な心境を相談されたり，「チーフとして育ててほしい」と依頼されることがあります．

チーフ・指導者としてスタッフの仕事への意欲を高めるために求められる能力はたくさんありますが，特に重要な5つの能力を考えてみましょう．

❶人を受け入れる能力

人を受け入れることは時として難しい場合があります．

相手があなたとは全く違った環境で育ち，違った考えや価値観をもっている場合，相手を否定したり，拒絶したくなることがあるでしょう．

それを理解したうえで，相手を認め，その人の立場や考え，価値観を理解し受け入れることです．なぜなら彼・彼女らはあなたとは違うけれども仲間なのです．

自分とは違う考えや価値観を受け入れることで，人の多様性を理解できるようになります．そうすることであなたの人としての評価が高まります．

❷柔軟な対応力

あなたが思うように相手は考え行動してくれないかもしれません．また，想像以上の大きな失敗をしてしまうかもしれません．

あるいは，災害など決して起こってほしくないようなアクシデントが起こる場合もあります．

そのような時こそ，あなたが柔軟な対応をするチャンスです．失敗ではなく「この方法ではうまくいかないということがわかった．ならば，別の方法を探そう」と，柔軟に対応しましょう．その対応からスタッフも深く学ぶでしょう．

柔軟性を身につけることは，さまざまなことが起こる人生においても役に立つことでしょう．

❸的確な表現力

　　表現には言葉を用いた"言語表現"と，表情や態度，行動による"非言語表現"があります．そして，あなたに知っておいてほしいのはその表現が必ずしも的確ではないということです．

　　たとえば，新しいシステムを取り入れる話し合いをしている時に「上手くいかないと思います」と反対された場合，その反対の意見の背景には「私の意見を聞いて欲しい」という思いが隠れていることがあります．このような時は「では，どうすれば上手くいくと思いますか？」と質問してみてください．

　　あなたの指示に対し「わかりました」と答えたにも関わらず，一向に行動に移そうとしない場合，それは"拒絶"を表現しています．このような時は，相手がその指示を受け入れたくないと判断し，他に指示を変えるか方法を変えるようにします．

　　このように人は"表現"と"思いや考え"が一致しないことがあり，そこにコミュニケーションの難しさがあります．

　　だからこそ，あなたは相手に伝わりやすい表現をすることが大切です．

　　そして，その表現は詳細で具体的である方がより的確になります．

　　「それを片付けておいてください」との表現ではなく「患者の△△さんに使用した外科用器具を消毒滅菌して片づけておいてください」と表現した方が互いの思い違いを避けることができます．

❹実践力

　　言うことは簡単でも，いざ行動し実践することは難しい場合がよくあります．「必ず実践できる」という確信と根気をもって行動しましょう．

　　そのためにはスタッフの力を借りることも必要かもしれません．そのような時は謙虚な態度で協力を求めましょう．

　　実践できると，その経験が自信に繋がり次なる目標が見つかるようになります．

　　実践力のあるチーフは頼りがいのある人でもあり，スタッフの能力を認めてくれる思いやりのある人として信頼関係が高まり求心力をもつことができるでしょう．

❺セルフコントロール能力

　　喜怒哀楽の感情をコントロールするには，自分を客観視する必要があります．感情的になっている自分を，離れたところから観るようにします．

なかでも"怒り"の感情は冷静さを失い，相手を傷つけ取り返しのつかない事態に追い込んでしまうことがあります．怒りを表現する自分を客観視すると，周囲がどう変化し，その結果どうなるのかを想像できるようになります．

また，チーフや指導者としての立場を獲得した場合，その権限を活かそうと他人に対して横柄になったり強引になることがあります．そこには自分の力をアピールし，自己顕示力を高めたいという感情が背景にあります．その結果，他人は離れていきます．それではチーフや指導者としては失格です．

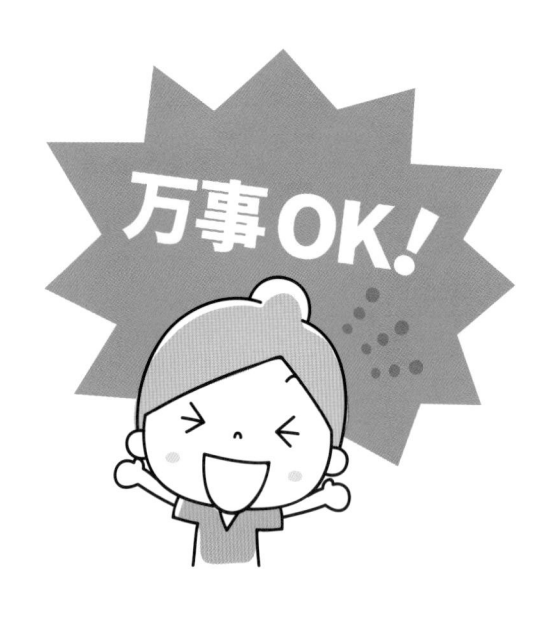

お悩み **19**

Chapter 3　キャリア5年目〜

"プロフェッショナル" って何ですか？

5年目の歯科衛生士です．
「プロフェッショナルになれ！」と，ことあるごとに院長から言われます．
でも，正直なところ院長の考える"プロフェッショナル"が何なのかよくわかりません．

どんな時に「プロフェッショナルになれ！」と言われますか？

担当させていただいた患者さんのセルフケアが上達していない時や，スケーリング後に症状が改善していない時．いろいろな説明を患者さんにしたにも関わらず患者さんが院長に再度同じような説明を求めるような時でしょうか….

💡 HINT 院長の考える"プロフェッショナル"とは何か具体的に教えてもらいましたか？

一度，「どうしたらいいのですか？」と聞いたところ，「自分で考えなさい．プロなんだから」と言われ，具体的には教えてもらっていません．

ADVICE

"プロフェッショナル"という言葉から思いつくことを書き出してみよう

"プロフェッショナル"という言葉の詳細な意味づけはさまざまですが，考えられることをまとめてみましょう．

❶歯科衛生士として基本的な知識をもち，施術ができる
　→口腔疾患やその治療を理解し，スケーリングやSRP，セルフケアのアドバイスが適切にできる
❷責任をもつ
　→仕事の結果に対し，誰かのせいや環境のせいにすることなく責任をもつ
❸率先して行動する
　→依頼されてから行動するのではなく，周囲や起こるであろうこと

　　　　　を察して自ら行動する
❹周囲に気を配る
　　　→自分中心にならずに周囲に注意をはらうことができる
　　　→患者さんの背景を理解することができる
❺学び続ける
　　　→新しい情報や自分に必要な学びを自ら得ようとする
❻楽しむ
　　　→仕事を楽しむ努力を怠らない
❼人に伝えることができる
　　　→後継者を育てる

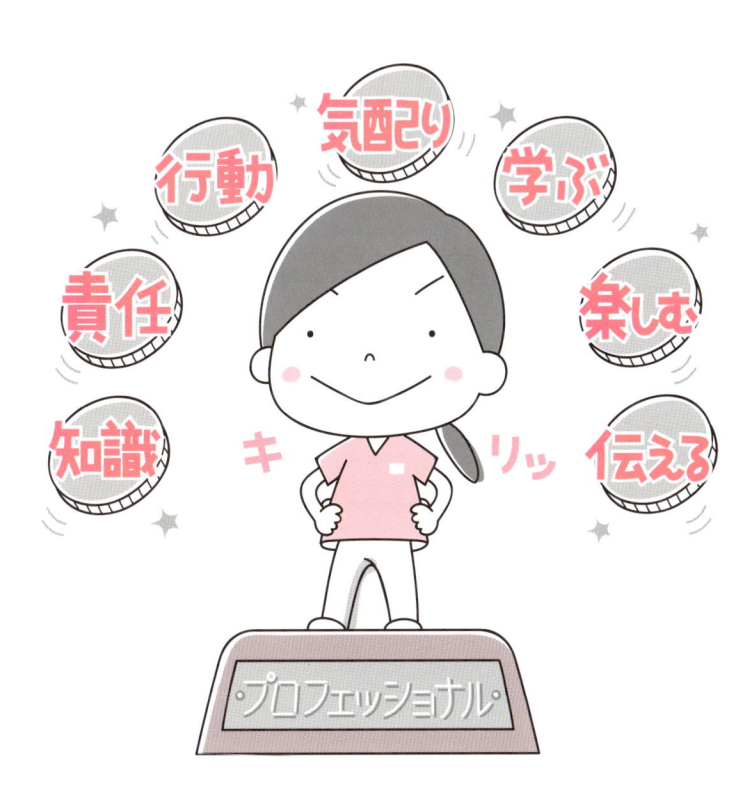

そして，院長に尋ねてみましょう

ぜひ実践してほしいことは"院長の考えを聴く"ことです．
「院長から"自分で考えなさい．プロなんだから"と言われ，私はこのように考えました」
「院長はどのように考えていらっしゃいますか？」
「院長の考えを教えてください」
このように，自ら院長に尋ねてみてください．

人の考えを聴き，受け止めること

"プロフェッショナル"という言葉に対する考えや位置づけは人それぞれです．院長や歯科医師としての立場でスタッフに求める"プロフェッショナル"がどのようなことなのか，その詳細を具体的にすることでお互いの考えや価値観を理解することができます．

"言葉"は，その人によって違った認識である場合もあります．そのような場合，お互いの行き違いや誤解が生じる場合もありますので，言葉のもつ意味を具体的にしていくことは想像以上に大事なことです．

お悩み **20**

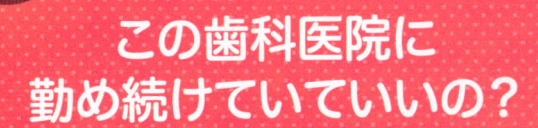

Chapter 3　キャリア5年目〜

この歯科医院に勤め続けていていいの？

歯科衛生士として資格を取得してから5年間，今の歯科医院に勤務しています．
このまま，ずっとここで勤務していたほうが良いのでしょうか？
他の歯科医院の様子も知りたいですし，実際に勤務してみたいと思うのですが，どうでしょうか？

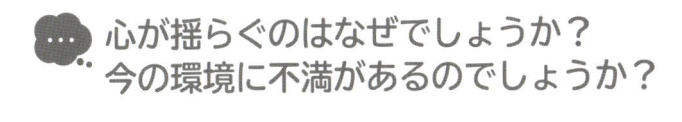

💭 心が揺らぐのはなぜでしょうか？
今の環境に不満があるのでしょうか？

不満があるわけではありませんが，自分の仕事がこの環境だから認められるのであって他の環境であればどうなのかと不安です．
また，ずっとこの環境で過ごすことに**将来性**があるのか不安もあります．

💡 \HINT/ 自分の考えや感じ方を詳細に，具体的に整理してみましょう

自分の考えや感じ方を詳細，具体的に知ることで気づきが得られます．
まず，A4のコピー用紙を用意し，縦半分に折ります．そして，左側に「この環境で満足していること」を列記します．さらに，右側には「この環境で不満に思うこと」を列記します．
じっくりと自分に向き合い，時間を掛けて取り組むと良いでしょう．
カフェや図書館など，仕事場や生活空間ではない"自分をニュートラルにできる環境"で行うと効果的です．

ADVICE

優先順位をつけましょう

「満足していること」と，「不満に思うこと」が列記できたら，優先順位をつけます．
「満足」なことについて自分が価値をおく順位がはっきりすると，今後の自分の可能性を高めるために必要な能力や行動を明確にすることができます．
そして，「不満」も同様に順位づけられると，自分の成長を妨げるために避けたいことが明確になり，仕事のストレスを軽減させることができます．

Chapter 3　キャリア5年目～

仕事に対する価値観はその経験や環境によっても変化しますので，自分の考えや感じ方を明確にしておくことで自分にさらに必要な能力や行動が明らかになっていきます．

参照　HINT 18　自分が望むこと・望まないことを知る方法（122ページ）

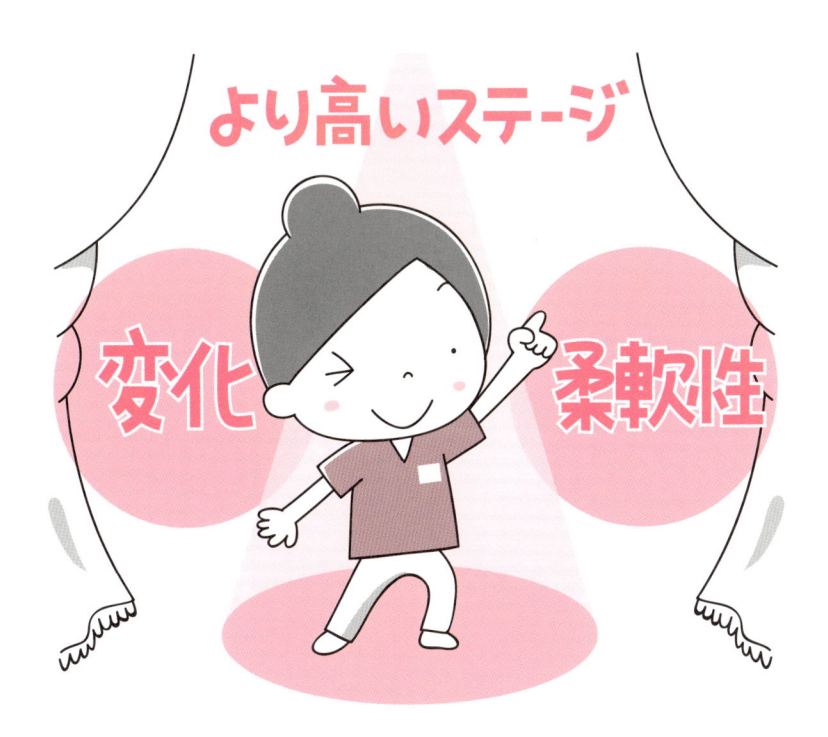

STEP UP のための HINT ⑱

自分が望むこと・望まないことを知る方法

この仕事は私に向いているのだろうか，もっと他に私にふさわしい仕事があるのではないだろうか…
この職場でいいのだろうか，もっと適した職場があるのではないだろうか…

自分でどうしたらよいかわからない時，言葉にして書き出すことで明確になります．
まず，A4用紙を用意してください．そして縦半分に折って書き込みます．

たとえば，職場での仕事に迷いがあるときは，左側に"この職場で嫌なこと"を，そして右側に"この職場でいいこと"を感じるままに列記していきます．30〜40分くらいかけて自分にじっくり向き合って自分と対話をしながら書いていきます．少なくとも10以上書き出してください．途中で出てこなくなるかもしれません．ぜひ，自分と対話をしてみてください．
"嫌なこと"に集中して書き出してから"いいこと"に向き合ってもいいですし，思いついたことを"いいこと"，"嫌なこと"と振り分けても構いません．

表のように列記し，どの理由が重要か上位5位を明確にしていきます．
そして，「束縛時間が長い」ことと，「通勤が長くかかり苦痛」だったら，どちらが嫌か？
「束縛時間が長いこと」を選択したら，今度は「ユニフォームが嫌い」とはどちらが嫌か？
…と比較していきます．
「嫌なこと」と「いいこと」の上位5位を比較すると自分がどうしたいかがはっきりします．
その後，嫌なことはどうすれば改善できるかを考えるようにしましょう．
自分を知るとても効果的な方法です．

表　今の職場に対して感じていること（例）

嫌なこと	いいこと
・束縛時間が長い	・勉強できる
・通勤が長くかかり苦痛	・学会などに参加させてもらえる
・ユニフォームが嫌い	・院長を尊敬できる
・近所に飲食店がない	・仲のいいスタッフがいる
・先輩が厳しい	・新しい検査や治療に関わることができる
・給料が安い	・設備が整っている
・ミーティングでの発表がある	・患者さんが協力的
・患者さんが多い	・医院のデザインが素敵
・意見を求められる	・2年に1度海外研修がある
・ものが多すぎる	・週休2日

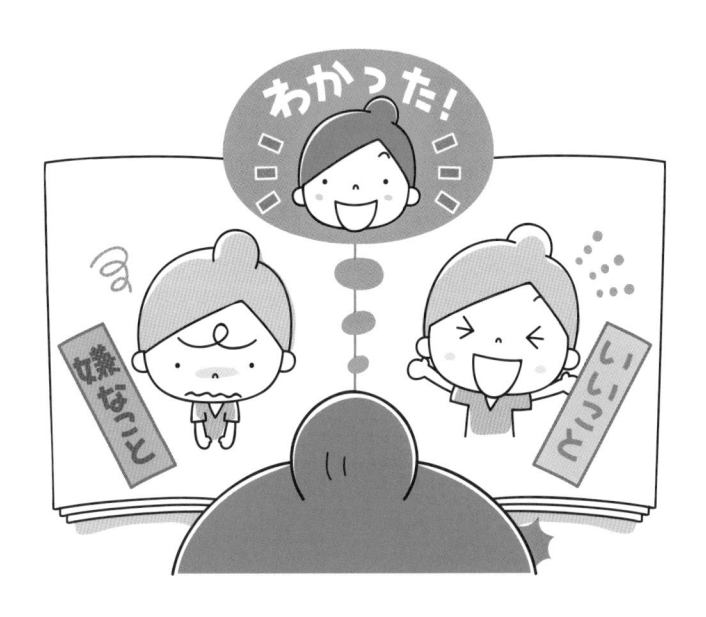

COLUMN 19

夢をもつこと

「最近の若者は夢をもたなくなった」と言われます．

20代の頃に，はっきりと未来の夢を描いている人はどれほどいるでしょうか．
スポーツ界には小学校に入学する前から世界で活躍する自分の姿を描きその夢を達成する人もいますし，10代で経験した社会現象から革命を起こそうとする人もいます．しかし，夢は年代や時代の背景によって変わっていくものでもあるでしょう．

多くの成功哲学には"夢"を夢として終わらせるのではなく，"目標"と捉え"期日を明確"にして"行動"することで結果が得られると示されています．
実業家でありソフトバンクグループの創業者である孫正義氏や，103歳を過ぎて現役の医師として活躍する日野原重明氏らは，125歳までの予定が決まっているとも聞きます．つまり，"やりたいこと＝夢がある"のです．

望む何かを手に入れたり結果を出すには，ある程度の時間や行動が必要ですし，何よりもその能力を得ることも必要です．
そのためには自分自身の中に強い想いである"軸"になるゆるぎない"信念"が必要で，その揺るぎない"信念"をもつには失敗から学ぶこともあるでしょう．

「未来を考えることは必要なのでしょうか？」「人はあるがままにしか生きられないのではないでしょうか？」と質問されることがあります．
「あるがまま」という言葉の具体的な解釈にも違いがあるかもしれません．
自分と向き合い，自分の考えや捉え方を十分に理解したうえで，あえて未来のビジョンをもたずに現在の「あるがまま」を受け入れるのと，自分に向き合うことなくただ時間を過ごしてしまったので仕方なく「あるがまま」を受け入れるしかない，というのでは全く違います．

未来に夢や目標をもち達成しようと行動することも，もたないで何もしないこともその人の"選択"であり，その"責任"は自分にあります．
他の人や環境などに責任はなく，たとえばネガティブなことであってもその「ネガティブな感情を選択しているのは自分」だということです．

夢や目標をもってももたなくても，「あなたの人生は"あなたが，あなた自身の責任で選択した人生"であること」を忘れないでください．

お悩み

21 仕事が楽しいとは思えません…

Chapter 3　キャリア5年目〜

勤務して5年が経過しましたが，仕事を楽しいと思えません．
正直，自分に何ができるのかもわかりません．
毎日，決められた業務をこなして淡々と過ごしているだけです．
こんなことでいいのかと自問しますが答えは見つかりません．

💭 では，どのような仕事を楽しいと思えますか？

…それはわかりません．

💡 HINT　では，仕事以外であなたが楽しいと思えるのはどんなことですか？

どれが心から楽しいと思えているのかどうかわかりません．
友人たちと食事をしたり，ウインドウショッピングをしたり，景色のいいところをドライブしたり，コンサートに行ったりするのも楽しいことだとは思うのですが．

125

どれも心底から楽しいと感じているのかどうか，わかりません．

ADVICE

「楽しい」と感じることに
ブレーキを掛けているのかもしれませんね

今までの人生のどこかで「楽しい」と感じることを「感じない方がよい」と判断したできごとがあったのかもしれません．
そして，それは特別なことではありません．
たとえば，幼い頃に楽しいと感じたことが常識的にいけないことだった場合，楽しいことはいけないことだという思い込みが記憶になってしまったのかもしれません．

告白しますと，筆者はスーパーでフワフワの柔らかそうなパンを見かけると，ぐちゃっと握りつぶしたらどんなに楽しいだろうと想像することがあります．それは，自分の手は握ることができるものなのだということに気づいた幼児が，食べ物を握りつぶす感覚と似ているような気がします．いつまでも飽きないでつぎつぎと握りつぶしてぐちゃぐちゃにしていく．楽しそうに思えませんか？

でも常識的な大人ですからそんなことはしません．

もし，あなたの楽しみが周囲から遮断された場合，楽しむことを感じさせない方が自分には良いのだと選択したのかもしれません．

ここで大事なことは，**「仕事を楽しめないことが悪いのではない」**と気づくことです．
仕事を楽しめない自分を責めないことです．

そして，「仕事を楽しみたい」とあなたの心の底からそう思うのであれば，少し訓練が必要かもしれません．

一歩踏み込んで考えてみよう

しかし，「仕事を楽しめない」自分に気づいていない側面があったら，まずはそのことに意識を向けることも必要です．
仕事を楽しめないことで誰か他の人から同情を得ているかもしれませんし，「自分は仕事を楽しんでいる他の人とは違うんだ」という特別感に満足しているかもしれません．

- 参照 COLUMN ⑳ ●ネガティブな言動にも深い意味がある（128ページ）
- 参照 HINT ⑲ ●ポジティブになる訓練（129ページ）

COLUMN 20

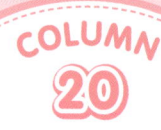

ネガティブな言動にも深い意味がある

「私には無理だと思います」「たぶん良い結果は出ないと思います…」
何か新しいことを仕事に取り入れようとすると，必ず反対意見を述べたり，行動に移そうとしない人がいます．

そのようなネガティブな言動の裏には，自分を守る意図も働いています．「無理だ」と宣言することで無理をしなくて済みますし，「良い結果は出ない」と宣言することで良い結果を出そうとしなくても済みます．
さらに深層では，「できない自分を知らなくて済む」「自分の判断は間違っていない」との意図があるかもしれません．
つまり，自分の労力を使わず自分を守ることができるのです．

そのような言動がある場合の対処の仕方として，「では，どうすればできるようになると思いますか？」「良い結果を出すにはどうすればいいと思いますか？」と，相手のネガティブな感情をポジティブに向くように質問をすると効果的です．

すべては，良い結果に結びつくことができるように自律した大人な対処をしたいですね．

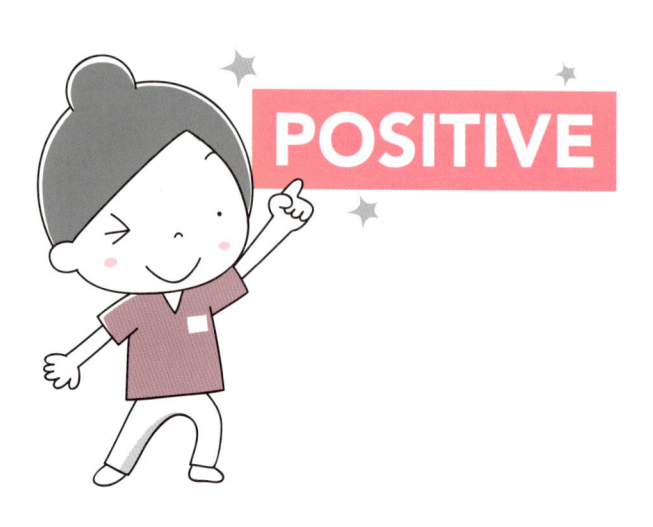

STEP UP のための HINT ⑲

ポジティブになる訓練

ガラスの中に水が半分入っているとします．あなたはそのことをどう捉えますか？
「水が半分も入っている」でしょうか？
それとも「半分は空になっている」でしょうか？

社会科学の分野ではこのような捉え方（感じ方）の違いについて研究されました．「半分も入っている」とは"得た水"に対して捉えるので"ポジティブ"であり，「半分は空」では"不足している水"を捉えるので"ネガティブ"だと考えられます．

カリフォルニア大学デービス校（University of California, Davis）の社会心理学者教授であるアリソン・レジャーウッド（Alison Ledgerwood）は数々の実験により，多くの人びとが**"一度不信感を抱けば，その不信感は拭われない"**と立証しています．

たとえば，実験参加者達に，「新しい手術法を見てほしい」と言い，2つのグループに対し，最初のグループには「この新しい手術は70％の成功率です」とポジティブに説明しました．もう1つのグループには「30％の失敗率です」とネガティブに説明しました．
全く同じ手術ですが，グループの1つには「半分いっぱい」，もう1つのグループには「半分空」ということにフォーカスして説明したのです．
その結果，70％の成功率であると説明を受けたグループのほうがこの新しい手術を良いものであると見なし，30％の失敗率と説明を受けたグループはそうは考えませんでした．

そしてそこに少しだけ仕掛けをします．最初のグループに，「逆に考えれば30％の確率で手術は成功しないということですね」と言うと，彼らは意見を変え，その手術は良くないものだと感じるようになりました．

そして最初に30％の失敗率だと説明を受けていたグループは，「逆に言えば70％の確率で成功するということですよね」と言っても，「その手術は危険だ」という彼らの意見は変わりませんでした．

この実験から，彼らが"最初に抱いた手術に対するネガティブな印象は，消えることがなかった"ということがわかりました．

このような実験を繰り返し，人はものごとをネガティブに捉えやすいということと一度ネガティブに捉えると，それに対してポジティブに捉えることができなくなるという結論に達しました．

さらに実験を繰り返すことによって，一度私達の考え方がネガティブに定着すると，その考え方を変えるのは容易ではないうえに，私達はそれを変えたがらないということがわかったのです．

つまり，私たちのものごとの捉え方はネガティブに偏りがちであるということ．そして，ポジティブからネガティブに移行するのはとても簡単だけれど，ネガティブからポジティブに移行するのはなかなか難しく，一度ネガティブに捉えるとその感じ方を変えようとしないということです．

このことは，私たちが良い側面にフォーカスして，ポジティブに考える為には，自ら努力しなければならないということです．つまり，ものごとをポジティブに捉えるように自分を訓練（鍛える）する必要があるということです．ポジティブな側面を感じ取るためには自分で自分を変えなければなりません．そしてそれを上手くできるように自分自身を訓練（鍛える）することが可能なのです．

UCデービス校での研究で，毎日数分間自分が「ありがたい」と感じること，「感謝している」ことについて書くと，幸福度とこころの安らぎのレベル，健康までもが劇的に促進するという結果が出ています．

また，仲間との共有も効果的です．私たちは嫌なできごとや惨めな体験を人に話し，共感してもらったり慰めてもらったりすることによって安堵感や連帯感をもちます．しかし，私たちはネガティブなことばかりにフォーカスしないよう，マ

インドを訓練していく必要があるのです．

朝起きた時，ベッドの中でまずこう自分に問いかけてみてください．
「今日はどんないいことをみつけられるだろう」
「今日は何人の人に感謝の気持ちを伝えられるだろう」
「今日はどんないいアイデアを思いつくだろう」…など．

そして，夜眠りにつく時，こう問いかけます．
「今日はこんないいことをみつけることができた」
「今日は△人の人に感謝の気持ちを伝えられた」
「今日はこんなにいいアイデアを思いついた」…など．
そうすることであなたの１日が価値のあるものに感じられるようになります．

もし，あなたが「そんないいことは１つもなかった」と感じるならば，それは誰かに自分の存在を認めて欲しいと願っている証拠です．自分の１日を価値のなかったものと認めることで誰かに慰めてもらいたいと思っているのです．

参照 COLUMN 21 ●手を差し伸べてほしい時（132ページ）

COLUMN 21

手を差し伸べてほしい時

人は誰でも"自分の存在を認めてほしい"という根源的な想いがあります．その根源的な欲求が満たされていない場合，その人自身が意識していなくてもさまざまな形で現れれます．

「あぁ…疲れた」と言うのは，「こんなにも頑張っている私を認めて」との欲求かもしれません．
新製品をいち早く購入しようとするのも「新しいものを手に入れることができる自分」を認めてほしいとの想いかもしれません．
「あの人って仕事ができないわね」など人の悪口や愚痴をいうのも「自分の方が優位」だと認めてほしいのかもしれません．

人に自分をわかってほしい時や同情してほしい時は，ネガティブな表現をしてしまうことがよくあります．そして，それは周囲の人たちには心地よいものではありません．

では，誰かに手を差し伸べてほしい時はどうすればよいでしょう…．
まずは"人を認める"ということ，自分に正直になること，そして少しポジティブな言葉を使うことです．

「あなたは元気ね．私は今疲れているけれど，あなたを見ていると元気になれそうだわ」
「新しい製品のことをよく知っているのね．私にも教えて！」
「あなたはとても頑張っているし，他の人のこともよく考えているのね」

成熟した大人として成長していけるように，自分自身のステージを一段上げる時だと考えてはどうでしょう．

お悩み

22 治療について患者さんを説得するように指示されました．どうしたらよいでしょう

抜歯を嫌がる患者さんを説得するように，院長から指示されました．
患者さんはどうしても残して欲しいと言っています．
どうすればよいのでしょう．

具体的にどのような状態ですか？

55歳の男性で，歯周病が進行した歯を保存することが難しい状態です．でも，患者さんは抜歯をしたくないと訴えています．
院長は無理して保存しても咬合を安定させることができず，咀嚼の妨げになるため，抜歯して義歯にした方がよいとの診断です．
その説得を私に任せるとのことですが，患者さんと院長の間に立ちどうしたらいいのか悩みます．

HINT 患者さんの本音はどこにありますか？
「抜歯が嫌？」「義歯が嫌？」

…どうでしょうか？
抜歯によってどんどん自分の歯が失われることが嫌なようです．
義歯は，"老人"のイメージがあるので嫌とおっしゃっていました．

ADVICE

多くの患者さんは，"自分の歯を残したい"との意向があります

治療方針や治療計画において確実な同意を得ることができるまでは，治療を始めることができませんので，まずはスケーリングなど歯周初期治療をして口内を清潔にしましょう…と，歯科衛生士に任され，その間に抜歯を説得するよう指示されることがありますね．

大事なことは，患者さんの「歯を失いたくない」との想いに，共感することです．

> 歯を失うことの辛さを自分のことのように捉えると
> 共感できるようになります

そして，まず現状がどうなのか，歯周病の進行や残存歯の状態などを理解してもらうこと．
そして，抜歯の目的は咬合を安定させて咀嚼できる環境をつくっていくためのものであることを理解してもらうことです．

決して安易に抜歯を勧めているわけではないと伝えましょう．

ソーシャルメディアの影響

近頃はソーシャルメディアなどによって「抜かない・削らない治療」との治療方針が情報として伝えられていますが，全てが同じように適応するものではないことを認識し，患者さんに伝えられるようにしておく必要があります．

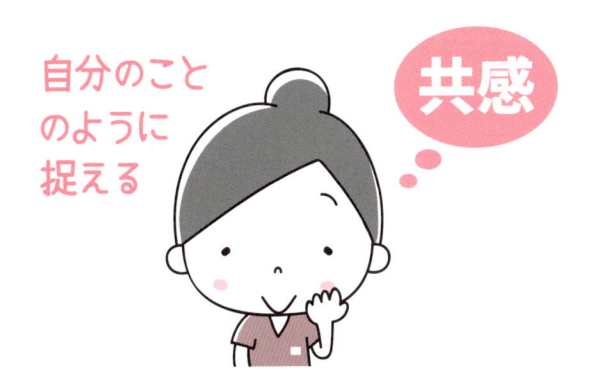

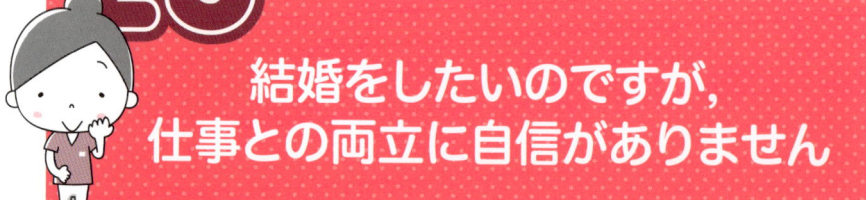

23 結婚をしたいのですが，仕事との両立に自信がありません

27歳で今の歯科医院に勤務して5年になります．
結婚を考えているのですが仕事との両立に自信がありません．
仕事を辞めたほうがよいでしょうか．

具体的にどのように自信がないのでしょうか？

仕事の束縛時間が長く，通勤時間も合わせると12時間程を仕事に費やすことになります．残りの12時間が生活する時間だと考えると，家事などができるのだろうかと自信がなくなります．

\HINT/ 話し合ってみてはどうでしょう？

勤務して5年ならば，仕事が楽しくなってきたところではないでしょうか．
とはいえ，結婚のチャンスも逃したくないですね．
ならば，両立のための相談をしてみてください．職場にも彼にも相談し

て，お互いの理解を深めましょう．

大事なことは，あなたに「結婚しても仕事を続けたい」という強い意志があるかどうかです．

そこに揺らぎがあるならば，両立は不可能です．

ADVICE

職場への相談

職場においては結婚後の生活パターンに慣れるために，1〜3カ月間の勤務時間を1時間くらいの時間短縮にしてもらうのはどうでしょう．出勤時間が1時間遅くなればかなり家事に余裕がもてます．その後家事にも慣れると要領もつかめますから，通常の勤務時間に戻してもらってはどうでしょうか．

結婚相手への相談

結婚相手には，結婚しても仕事を続けたいという意志を理解してもらい，協力を約束してもらいましょう．結婚によってお互いの人生に強く関与するようになります．

さらに，子供はどうするかなど，人生における価値観などをしっかり話し合うことを勧めます．2人で「仕事と家庭を両立させるには何が大切か」とお互いの考えをじっくり考え，言葉にして伝え合うことがとても重要です．

「そんなことは考えてもなるようにしかならない」と，相談ができない彼でしたら，今後もあなたの考えや行動には関心を示さないかもしれません….

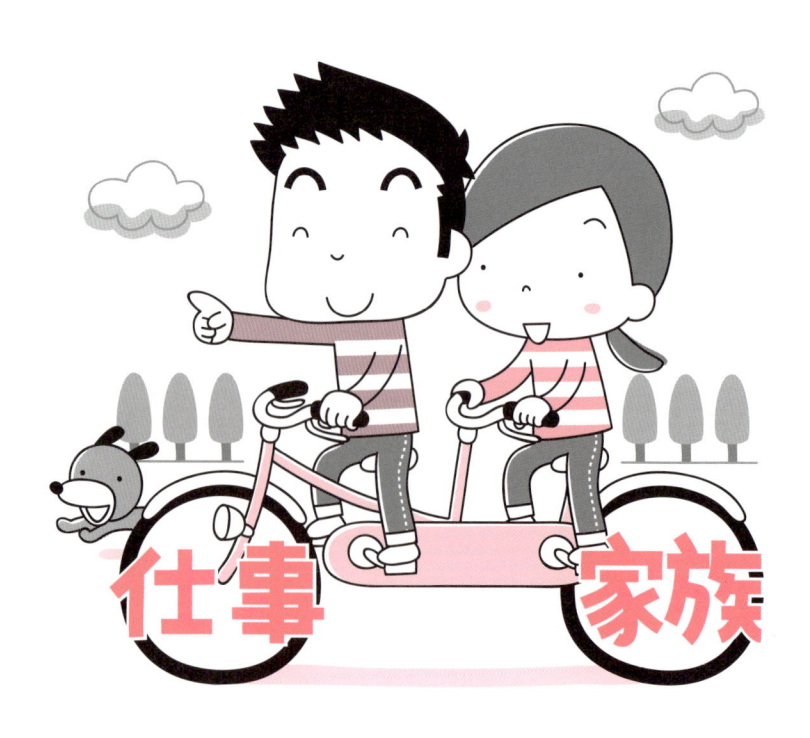

STEP UP のための HINT ⑳

"27歳症候群"を乗り越える

ちまたには"27歳症候群"という言葉があるようです．
27歳の年齢は，一般的に社会に出て4〜6年．一通りの仕事を体験し，後輩が入社し"先輩"としての立場を経験する頃です．女性としては「もう若くない」と感じ，自分の人生について考える頃でもあるでしょう．結婚や子供をもつこと，そして仕事とどう関わっていくかを現実的に考えるようになります．同年代の同僚が寿退社をするとなれば焦りを感じ，自分の将来が不安になることもあるでしょう．

いわば，人生の節目として自分の人生を考察する大事な年齢ということになるでしょう．仕事をもちながら結婚をすれば，仕事と生活の両立では否応なく家事に関わる時間や行動が独身の頃に比較すると膨大に増えます．寿退社をして生活を優先すれば，働いている友人がまぶしく見え，社会から遠ざかったように感じてしまう．また一方で，現在の職場では果たして将来性があるのだろうかと悩んでしまう．
そのようにいろいろな想像をして疲れてしまい，現実に考えることや行動することを先延ばしにする傾向があるようです．

この27歳症候群を乗り越えるためにも**じっくりと自分に向き合い**，"自己分析"をしてください．自分の人生をどのようにデザインしていくか，**"人生のタイムライン"を意識する**ことも必要です．そして，自分が"自分が望むこと・望まないことを知る方法"などを明確にしていくことも自分を知るために必要です．

参照　COLUMN ㉓ ●人生のタイムラインの描き方（141ページ）

COLUMN 22

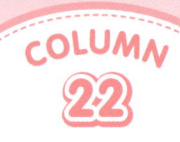

出産のバイオロジカル・クロック

『バイオロジカル・クロック（生物学的時計）』という考え方が意識されるようになってきました．「出産のバイオロジカル・クロック」とは，出産が可能な身体的な時期です．

近年，医療技術の進歩によって出産が可能な時期は長くなり高齢でも比較的安全に出産できるようになってきましたが，不妊治療を受ける人たちが増えていることも事実のようです．仕事におけるキャリア形成を優先したために，結婚や出産のタイミングを逃してしまったという女性が多くなってきていることも社会現象の1つです．

とくに女性の社会進出を推奨しキャリア形成が重要視される米国ニューヨークなどにおいては，出産がもっとも適しているといわれる出産適齢期にあたる時期（20代〜30代後半）の人生設計を，バイオロジカル・クロックを基にして組み立てていこうとする傾向にあるようです．

まずは出産のタイミングを決めて，その後に，仕事のキャリア設計をしていこうとするものです．生涯を通して仕事を続けたい女性にとって，バイオロジカル・クロックに基づいた計画を立てることが重要と考えられ，米国などではそのための公的機関による支援体制や職場での関連サービスも整ってきているようです．

日本では米国と比較すると支援体制やサービスが整っていない状況ですが，女性が妊娠・出産というライフイベントを担う以上，社会が柔軟な対応や新しい制度を導入することは急務といえるでしょう．歯科医療界においても同様に，各職場における人材を育成し確保していくうえでも対応を考慮した体制を整えておかなくてはなりません．

個人としても人生のタイムラインのどのタイミングに出産をするかは，比較的早い20代前半の時期に考えて行動した方がよいのかもしれません．

COLUMN 23

人生のタイムラインの描き方

"人生のタイムライン"とは，自分自身の年表のようなもので，人生の出来事をその年代に書き込んでいきます．過去の人生を振り返ったり，未来についていろいろ考えるなど，自分の考えや行動を整理したり，自分が未来に望むことを明確にし，"いつ，どこで，何をするのか"が具体的に描けるようになります．

まず，コピー用紙や画用紙など無地の紙を用意して1本の縦軸を描きます．このラインがあなたの人生の時間軸です．下が過去で上が未来になります．

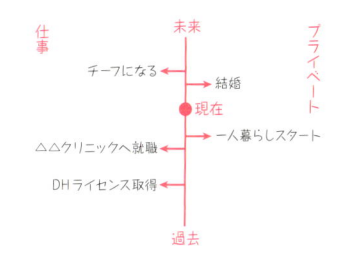

【過去を振り返る】
現在から誕生した時までの節目を振り返り記入していきましょう．
現在25歳だとしたら，誕生した時から現在までの年代でどのようなことがあったかを書き出します．できごととその時の考えや感じたことなど記憶していることを書きます．さらに，周囲の環境や社会でのできごとも記入していくと背景がわかりやすくなります．
過去を振り返ることは，未来の自分を描き，行動していくときの参考になります．

【未来を描く】
未来の「いつ，どこで，(誰と)何をしていたいか」を年表にしていきます．欲しい結果や成果を具体的にイメージしましょう．あとは行動するだけです．仕事とプライベートを分けて書き出すと，さらに明確になるでしょう．
未来のタイムラインを描くことで目標に対する行動が明確になります．

【1年間を描く】
新しい年の初めに1年間のタイムラインを書き込むと計画が明確になり，行動しやすくなります．たとえば，〇月〇日に認定衛生士の選定があるので，〇月〇日までに症例を用意し，〇月〇日までに論文を書き，〇月〇日にまとめて書類を提出する…と認定の日程からタイムラインを過去に向かい行動を明確にしていきます．
1年間のタイムラインを描くことで具体的な行動ができるようになり，有意義な1年間を過ごすことができるでしょう．

COLUMN 24

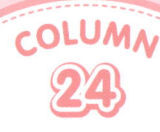

離職率が高い理由

「もううんざりだわ…」と心の中でつぶやきました．
それは，講師として依頼された講演の内容に対してです．「歯科衛生士として輝くためには」と題して筆者の歯科衛生士としての体験を語ってほしいというものです．38年もの長きに及び，この仕事を続けるにはいかに苦労があったか，そしてそれをどう乗り越えたかを話して欲しいとのことですが，そもそも，"輝くために"仕事をしてきたわけではないし，輝く必要もないと思っています．
「この人はこんなに長く歯科衛生士として仕事をしてきていますよ，だからみなさんも長くこの仕事をしていきましょう」とのメッセージを伝えたいなら，長く仕事を続けられる環境を作ることが大事です．

筆者自身は27歳のときにフリーランス体制での仕事を選択し，今では多数の臨床現場や講師としての仕事に加え，会社や協会の代表としての立場もあります．
つまり筆者は自分自身を雇用する側でもあるのです．ですから，3度の妊娠・出産・子育てを経験しながらも自分で働ける環境を用意することができたのです．

20年，30年と勤務するスタッフがいる環境は，そのスタッフの人生，ライフサイクルそのものを受け入れている歯科医院です．
仕事以外の生涯で重要な女性だからこその出産や育児などのライフイベントを組み込んだ雇用環境があれば，離職率は下がるでしょう．
長い拘束時間を免れない環境で，女性のライフサイクルを無視しては仕事を続けていくことは困難です．
高い離職率を改善していくには，妊娠・出産・育児，そして不妊治療や親の介護などのために仕事をセーブしなくてはならない人に対し，臨機応変に柔軟な雇用条件を準備，実践し，サポートしながら職場の環境を整えることではないでしょうか．

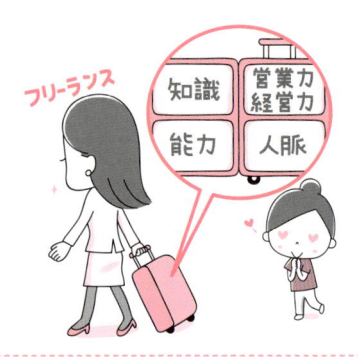

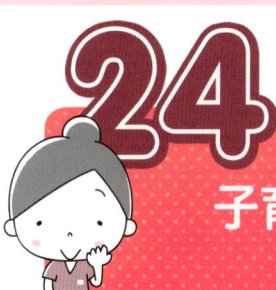

Chapter 3　キャリア5年目〜

24 子育てをしながらの仕事は職場に気を遣う

生後6カ月になったのを機に，子供を保育園に預けて職場復帰し2カ月が経過しました．
先日は子供が急病になり早退をさせて頂きました….
スタッフに迷惑を掛けてしまい，心苦しく思っています．

具体的にどのように感じるのですか？

アポイントがぎっしり入っていて，私が早退することで迷惑がかかり申し訳なく思います．スタッフも心中穏やかではないだろうと思いますし，院長にも気を遣います．
これからもたびたび早退するようなことがあるのならば，休職したほうがよいのかとも思います．

\HINT/ あなたはどうしたいですか？

私はこの仕事が大好きですので，子育てしながらも続けたいです．

ADVICE

準備を整えましょう

保育園に預けた子供の急病や怪我は"絶対にあるもの"と考えた方がよいので，病児を預かってもらえるベビーシッターサービスに申し込んでおくと安心です．

病児を預かる病院を併設している場合や，家族が協力してくれるなら安心できますが，それが難しい場合には，近所の人たちに手を貸してもらうようお願いしてはどうでしょう．同じ保育園に通う園児の家族や近所でいざという時にサポートしてくださる方にお願いしてみましょう．そのためには日頃からご近所付き合いをして**お互いの協力や支援を確立しておく必要**があります．

情報収集も大切です

少子化対策として内閣府による子育て支援制度が各地域で掲げられるようになってきました．インターネットなどから情報収集しておくことも役立つでしょう．

いざという時の準備は，妊娠中からしておくと安心です．

➡ 参照 HINT㉑ ●"育児"を1人で抱え込まない（145ページ）

STEP UP のための HINT ㉑

"育児"を1人で抱え込まない

仕事と育児の両立は簡単ではありません．家族がいて，病気や怪我などの緊急時や長引く保育園の休園に対応ができる場合を除き，その負担は主に母親にかかってきます．またシングルマザーやシングルファーザーなどの場合も子供の世話をしながら仕事を続けていくには大きな労力と工夫が必要です．

大事なことは，"1人で抱え込まない"こと．
どうしようもない時に周囲に助けを求めることは悪いことではありません．"近所付き合いが苦手だ"とか，"どうしたらいいかわからない"というのであれば，学び体験するチャンスだと思ってください．

子供を介して周囲の人たちや考え，行動や環境などいろいろなことを知ることができます．
そして，世界が広がり経験が豊かになります．

残念なのは，両立することに疲れ果ててしまい，子供の存在が嫌になってしまうことです．
子供は周囲の様子を敏感に感じ取りますし，人格形成や性格などに影響を及ぼす場合もあります．
"何があっても何とかなる"というくらいの大らかな気持ちがある方が親も子供も楽になります．

筆者は，4歳ずつ歳の離れた3人の子供を育てながら仕事を続けてきましたが，同じ保育園に通うご家族やご近所の方々にずいぶん助けてもらいました．保育園のお迎え時間に間に合わない時は，Aさんに迎えに行ってもらい，その後Bさん宅に預かってもらうなど，工夫をしてきました．そして，自分ができるときは率先してお迎えや預かりをします．料理が好きな筆者は，たくさんの料理をつくってお世話になっている家族に届けることもよくありました．

STEP UP のための HINT ㉒

職場復帰の人が歓迎されるために

出産や育児のために一時的に休職し，職場復帰をする人が多いことも歯科衛生士の職業の特徴かもしれません．日本では，アメリカなどと違って一度得たライセンスは更新する必要もないことから，2～3年勤務した後退職し子供が小学校に入学した頃，つまりブランクを10年近くあるいはそれ以上年数を経て職場復帰する人もいます．

しかし，そのような職場復帰をした人とスタッフとの間に仲たがいがあることをよく耳にします．
復帰した人は，自分よりも若い人たちに新しいことを教わることを内心ではプライドが許せないと感じていることもありますし，スタッフは，年齢が上の割には仕事に慣れず扱いにくいと感じていたりします．

出産育児休暇を半年程経て復帰した人は，家事と育児，仕事の両立で自身が大変でも職場でのポジションが確立されていれば，あまり問題になりません．そして，出産や育児の経験が患者さんとのコミュニケーションに活かされるなど，仕事の参考になることもたくさんあります．

しかし，休職年数が長くなるほど職場になじむのに時間がかかります．特に家庭を優先してきた人には仕事を優先することが苦痛に感じられます．子供の病気や怪我は致し方ないものとしてスタッフの協力を得ることで乗り切ることもできますが，ある程度成長した子供には仕事を休むことで，どれほど周囲に迷惑をかけるかということを示すことも必要かもしれません．

スタッフ1人1人が仕事をしやすい環境をつくれるように，チームになって取り組む必要があるでしょう．職場復帰の人が職場で歓迎されるように表を参考にしてください．

仕事観は人それぞれ違います．

だからこそ，自分と違う仕事観をもつ人を認めてください．そして，どのような立場の人であっても共に仕事を楽しみ充実させ，患者さんに貢献できるように協力していきましょう．あなたをスタッフ全員で歓迎します．

表　職場復帰の人が職場で歓迎されるための心得

①経験が上手に仕事に活かされるようにしてください．
　　出産や育児の経験が自慢になってしまい，まだ子供をもっていない人に優越感をもつようなことがないようにしてください．
②子供をもつかどうかの選択は，デリケートなことであり個人的なことです．
　　子供のいない人に「どうして子供をつくらないの？」「子供っていいわよ」など主観的な考えを押しつけないでください．
③自分だけが大変な思いをしていると思わないでください．
　　仕事との両立が大変だとネガティブに訴えないでください．選択したのはご自分です．
④母親であることの権利を主張しすぎないでください．
　　子供の病気や怪我で早退したり休んだりするのは当然の権利だと思わないでください．
⑤仕事とプライベートを混同しないでください．
　　むやみに仕事場に子供を連れてきたり遊ばせたりしないでください．
⑥早退や休む場合の連絡は簡潔にし，引き継ぎを確実にしてください．
　　正当化しようとたくさんの言い訳をすることで誤解を招くことがあります．また，引き継ぎがきちんとできていないことで周囲に迷惑がかかることもあります．
⑦仕事の責任を果たしてください．
　　終わらせなくてはいけないことが終わらない場合，きちんとその経過と終わらせるための対策を報告してください．
⑧学びの場にも積極的に参加してください．
　　仕事の成果を上げるためにも学び続けることが必要です．やむを得ず参加できない場合は事後報告を受けてください．
⑨仕事を手軽な収入源と捉えないでください．
　　学費や小遣いを稼ぐための仕事だと考えないでください．
⑩自分を過小評価しないでください．
　　「どうせ私は無理」と，最初から諦めないでください．

お悩み

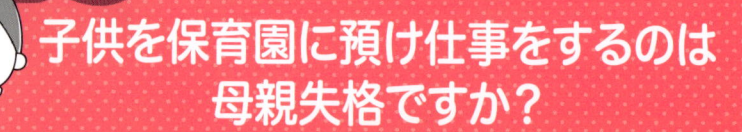

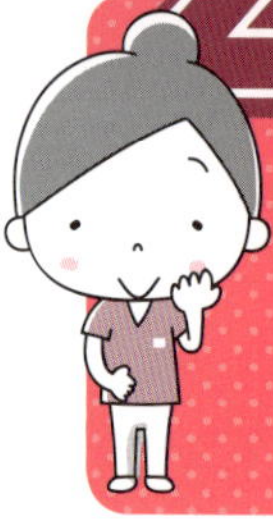

25 子供を保育園に預け仕事をするのは母親失格ですか？

出産したら仕事を辞めて育児に専念すべきでしょうか．
家族からは，子供を保育園に預けるのはかわいそうで母親失格だと言われます．

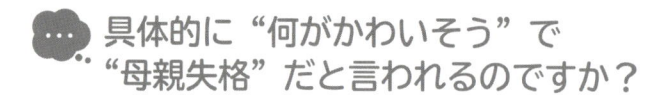

:

💭 具体的に"何がかわいそう"で"母親失格"だと言われるのですか？

私の母が，子供は母親がそばにいるべきで，小さな子供を保育園に預けるのは母親と離されてしまうのでかわいそうだと言います．
子供は母親の愛情を感じられなくなり，それでは母親失格だと言われています．

💭 あなたはどう思いますか？

…わかりません．

ADVICE

保育園は保育専門家の集団です

まず，あなたがどうしたいのかを考えてください．

子育てに専念するのも貴重な体験になるでしょうし，仕事環境から離れるのが嫌なら産休後に復帰し両立することも価値あるものです．

そこで，子供にとってはどうかと考えると，決して親が育児に専念することが最良の選択とは限りません．
保育園では，年間のさまざまな行事を体験しながら，日常の中で幼いながらも集団での活動によって他人との関係性を学ぶこともできます．

時代とともに変化する家族構成

昔は，大家族の中で誰もが助け合うため子育ての経験が豊富でした．核家族に近い構成のもとに子育てをするのは"他に参考にする例がない"ことから，次第に孤立した子育てに波及していくことがあります．
小さな子供は母親のそばで育てたほうが良いとの考えは，母親にとって子育てのアドバイスや協力が得られるような人が家族や近所に複数いた時代のものであると思います．

保育の専門家による知恵や工夫は，子供にとっても素晴らしい体験になるでしょうし，家族で過ごす時間は新鮮で親にとっても時間的，精神的に余裕が生まれることと思います．

保育園に預けることが母親失格にはなりません．

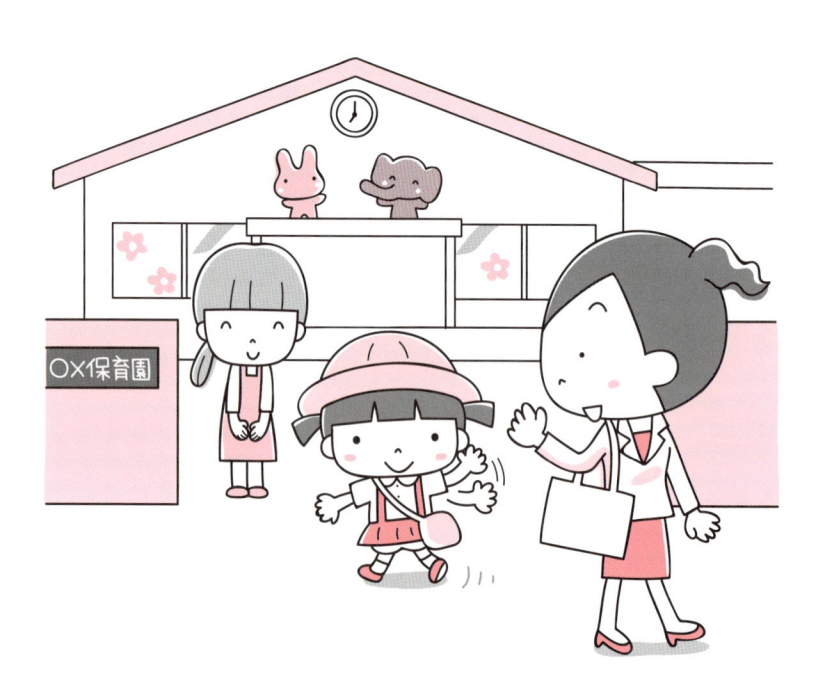

お悩み **26** Chapter 3 キャリア5年目〜

とにかく腹が立ちます！こんな気持ちどうすればいいですか？

何もかもが嫌になります！！！
職場でも家でも私ばかりが損をしているように感じます．
とにかく腹が立ちます．

💭 **具体的にどのようなことに腹が立つのですか？**

…全部です．
職場では，後輩が入社したばかりで仕事のミスが多いので，院長は私にばかり不満をぶつけてきます．インプラントオペの準備など私がやり直すこともあり，ハイジーンワークなどの自分の仕事に支障が出たこともあります．そうすると患者さんからは予約時間に診てもらえないなどと怒られ，また院長からは患者に不満をもたれるのは医院として死活問題だと言われてしまい…．
家では，2歳になったばかりの子供を保育所に預けているのですが，夫は飲み会などもあり帰りがいつも遅く，育児はほとんど私に任せっきりで…．夫は家に居てもゲームをしていることもあり，疲れている私のこ

とを気遣うことがありません．

ついカッとなって食べ散らかす子供を叱ったら，大声で泣き叫び，子供は父親に助けを求めることもあります．
私だけがなぜこんなに嫌な思いばかりしなきゃいけないのでしょう．
腹が立って情けなくて，自分の気持ちのコントロールができません．

ADVICE

本当に辛いですね… 腹が立ちますね…
「いい加減にして！」と，言いたくなりますね

お話しを伺うと，あなたはとても責任感の強い方で，真面目で一生懸命な素晴らしい方だということがよくわかります．だからこそ"怒りの連鎖"が起きるのでしょう．
"怒りの感情"が悪いわけではありませんし，無理やり抑え込む必要もありませんので，あなたの怒りの感情を無駄にしないように考えて対処していきましょう．

Chapter 3　キャリア5年目〜

> ここで怒りの矛先と怒りの原因を整理してみましょう
> 誰に対し，何を腹立たしく感じているのでしょうか

誰に？	何を？
① 後輩	仕事を覚えていないし，ミスが多いこと
② 院長	後輩のミスや，患者さんのタイムマネージメントができていないと，不満をぶつけてくること
③ 夫	飲み会や仕事で帰りが遅く，育児を任せっきりなこと
④ 子供	食べ散らかすこと

それに対してどのような結果があるといいか考えてみましょう．
また，あなたがどのように関わることができるかを考えてみましょう．

	どうなって欲しい？	どう関わる？　どう考える？
① 後輩	・仕事を覚えてほしい ・ミスを減らしてほしい	・仕事を覚えるのには失敗から学ぶことも多いものと理解する ・早く仕事が覚えられるように指導・工夫する
② 院長	・不満をぶつけてこなくなってほしい	・後輩をミスしないように育て，患者さんのアポイントメント通りに業務をこなすようにする
③ 夫	・早く帰宅して，育児や家事に協力してほしい	・育児や家事に協力をしてほしいと伝える
④ 子供	・上手に食べれるようになってほしい	・現発育段階では食べ散らかすのは避けられない時期だと理解する ・食べ散らかしてもいいように工夫する

院長の不満を回避するには，後輩のミスをなくしタイムマネージメントができることですね．
仕事を覚えるには失敗から学ぶことが多く，**失敗も経験の1つと理解**し感情をコントロールしましょう．後輩がミスをしても「そこから学ぶことがある」と理解します．そして，そのミスを後輩の指導に活かしてみましょう．

子供の発育段階では食べ散らかすことを避けることができない時期で

153

す．言い換えれば「どうしようもないこと」です．腹が立ってしまいますが，腹を立てても「どうしようもない」ので，食べ散らかしてもいいようにペーパーエプロンを使ったり，床に紙などを敷いて片づけやすいように工夫し，**成長を見守る**ことで感情をコントロールしましょう．

夫に対しては育児や家事に協力をしてほしいと申し出ましょう．以心伝心はありません．きちんと向き合って，「お願いしたいことがあります」とあなたの気持ちを伝えることです．
飲み会で遅くなることやゲームをすることを責めてしまうと，彼は正当化しようと意固地になってしまうこともあり逆効果です．
"お願い"と"感謝"で心地よい関係性を築けるといいですね．

腹が立つ時，その感情を押し殺して我慢を続けるとその鬱積した感情が爆発してしまうことがあります．まずはその感情を自分で認めること．そして，その感じ方（捉え方）を変えることができるかどうか一歩引いて考えてみてください．

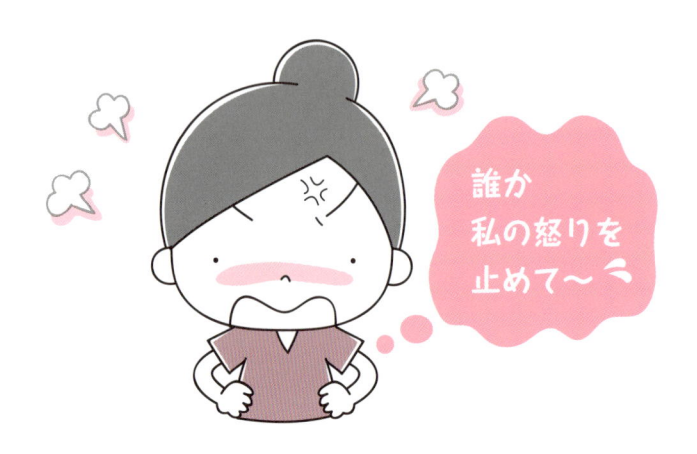

> 参照 **COLUMN 25** ●怒りの処方箋（156ページ）

誰か私の怒りを止めて〜

STEP UP のための HINT ㉓

"怒る" と "叱る" の違い

仕事のキャリアがある人にとって，経験のない人の言動には，「なぜできないんだ?!」と腹立たしく思える時がありますね．
そんな時，ちょっと自問してください．

今自分は，「怒りたい」のか「叱りたい」のか？

"怒る" のは，「感情の爆発」．
"叱る" のは，「再度間違いを犯さないように注意を促すこと」．

人間ですから，怒りを爆発させたい時もありますね…．そしてその結果，好転させることができない（人が育たない）こともあります．

叱る場合，何について叱るのかを明確にします．
「できない」ことを，「能力がない」と考えるか「行動ができない」と考えるか？
その叱る意識が "能力" か "行動" にあるかは，実は大きな違いがあります．

「能力がないからできない」と「能力があるけれどできない」では，叱られる側にどう影響するでしょうか？
「能力がないからできない」は，自己嫌悪に陥ってしまいます．
「能力があるけれどできない」は，"能力はある" ので，行動を変化させようと思えます．

"能力はある" だから「もう一度やってみよう！」
そう思うことができたら，行動が変わります．

相手が行動を変えることができるか，できないかは，あなたの叱り方次第です．

COLUMN 25

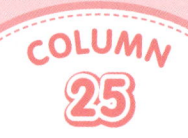

怒りの処方箋

怒りを感じた時は，その怒りの原因を考えてみましょう．
それはあなたが関わりを変えることができることでしょうか？
関わりを断つことも，変えることもできない場合もあります．
あなたが関わったり，変えることができないことを考える必要はないのです．
たとえば，過去に起こったことなど変えることはできません．考えないで忘れるように気分転換を図りましょう．

そして，怒りが"原動力"になることもあります．たとえば，あなたの能力を馬鹿にされ，その怒りが原動力となって頑張り，素晴らしい結果が得られた時など，怒りの感情を上手く味方につけて成長することができたら，怒りの原因に感謝したくなりますね．

では，どうしようもなく怒りの感情をコントロールできないときにその感情をどうすればスッキリできるか考えてみましょう．

- お風呂場やカラオケで，大声で歌う
- 高価なものを買う
- 普段は禁じているものを食べる・呑む（体調を壊さない程度に）
- 映画やDVDを観て感情移入する
- 旅に出る
- 物を壊す（安い食器など）
- 破る（着ない服など）…などなど．

少し過激なものもありますが…．試せることはやってみましょう．

次に怒りについての明言を紹介しましょう．

ルキウス・アンナエウス・セネカ（Lucius Annaeus Seneca，紀元前１年頃，ローマ帝国の政治家，哲学者，詩人）
「怒りを抑えたいなら，他が怒る姿を見よ」
　→怒る表情や姿は醜くみっともないです．
　　そのような自分ではありたくないでしょう．

「耐え難きに耐え抜いたことは，想い起こすごとに痛快である」
　→辛いことに耐え我慢できれば，のちにそのことがプラスに働くでしょう．

トーマス・ジェファーソン（Thomas Jefferson，1743~1826，第3代アメリカ合衆国大統領）
「腹が立ったら 十まで数えなさい．
それでもおさまらないなら 百まで数えなさい．
それでもダメなら 千まで数えなさい」
　→怒りの感情コントロールには"時が必要"ですね．

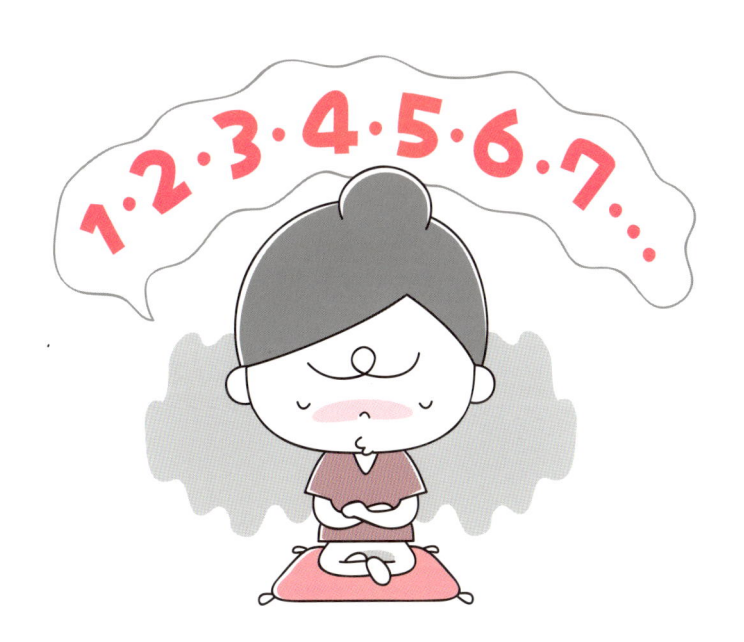

COLUMN 26

「なぜできない？」と問い詰めないようにしましょう

経験の浅い人が失敗をした時や，求められた結果を出すことができなかった時，「なぜできないのか？」とできない理由を問い詰めてしまうことはありませんか？
問い詰められた人は，そのネガティブな結果に向き合い「できない言い訳」を探そうとしてしまいます．その結果，「言い訳ばかりしている」と判断され，周りから「できない人」との認識をもたれてしまうことになります．そうなると，問い詰められた当事者も，「私はできない」と思い込むようになってしまいます．

「できなかったことをどう感じますか？」と，感じたことを問えば，その結果に対する自身の感情に向き合い，「残念」「悔しい」「悲しい」などの感情をもつことができます．
そして，その感情を手放す（もたないようにする）ために，どのようにすればいいのかと考えることができるようになります．

たとえば，「同じような失敗をしないためにはどうすればいいと思う？」と，改善策を促す言葉がけをすることで，改善の方法を考えることができ，"失敗から学ぶ"ことができます．

COLUMN 27

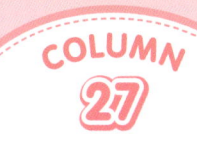

イライラする先輩へ「後輩に任せてみよう！」

経験のある先輩にとって，物事が指示通りできなかったり，失敗を繰り返す後輩はイライラの対象でもあり，腹立たしい気持ちにさせる存在かもしれませんね．

つい「もういいわ．私がやっておくから」と，言ってしまいたくなることでしょう．

自分がやったほうがはるかに早く確実によい結果を出せますし，後輩がどう感じているかなどと憶測するストレスを回避することができます．
しかし，それではいつまでたっても後輩は育ちませんね．

「やってみて」と，"任せる勇気"が必要でしょう．

後輩を育てるため，後輩に任せましょう．
そして，後輩は任せられることで責任感が芽生えてくるでしょう．
失敗してもそこから学べます．
体験からいろいろ理解が広がりますので，後輩の成長を期待しましょう．
時間がかかっても，歩みがゆっくりでも……じっと見守りましょう．

お悩み

27 学会認定資格を取りたい

歯科衛生士としてキャリアアップをしたいと考えています．
どのような学会認定資格がありますか？
また，どのように勉強していけばよいでしょうか？

HINT 学会の認定資格のいろいろを調べてみましょう

- 日本歯周病学会認定歯科衛生士（日本歯周病学会）
- インプラント専門歯科衛生士（日本口腔インプラント学会）
- 日本歯科審美学会歯科衛生認定士（日本歯科審美学会）
- ホワイトニングコーディネーター（日本歯科審美学会）
- 日本成人矯正歯科学会矯正歯科衛生士（日本成人矯正歯科学会）

＊他に歯科衛生士だけではなく，口腔ケア知識を有する者を対象とした資格
- 口腔ケア学会認定資格

＊協会認定の資格
- デンタルケアマネージャー2級・1級（日本歯科医療人育成協会）
- デンタルケアインストラクター（日本歯科医療人育成協会）
- インプラントコーディネーター（日本インプラントコーディネーター協会）

などがあります．

ADVICE

どのように勉強していけばよいでしょうか？

各講座が開催されますので，講座に参加し学びます．

そして，実際に臨床現場で活かすことによって患者さんに役立て，実践からさらにいろいろな気づきを得ることができるでしょう．

認定資格には，試験を受験したり，学びを活かした臨床例を学会などに提出して審査をうけます．

各学会などによってその方法が異なりますので興味のある資格のホームページに記載されていることを参考にしてください．

COLUMN 28

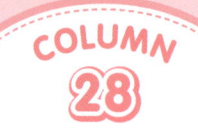

"負の眼鏡"をかけられると…
──負の連鎖

ある時,歯科医院にカジュアルな服装で面接を受けに来た方がいました.
院長はその外見から,歯科医院に入ってきた瞬時に,「時と場所,場合に応じた対応ができない人」と判断しました.つまり,彼女の第一印象から,TPOを無視した人であると決めつけたのです.
その第一印象により,院長は面接中,彼女のネガティブな負の面を探すようになりました."負の眼鏡"越しに表情や言葉遣い,態度を観察するようになったのです.
…結果は,言うまでもなく不採用でした.

"負の眼鏡"をかけられると,その眼鏡はなかなか外してもらえません.一度眼鏡をかけてしまうと,たとえ,その相手が常識的で優秀で,他人から愛される人格だとしても,そこに意識を向けることができなくなるのです.

「カジュアルな服装で面接を受けに来た」,ただそれだけですべてが"負"と判断されるのはとても残念です.
ちょっとしたことが大きな違いとなっていく"負の連鎖"には注意が必要です.

初対面の人物に逢う時には,負の眼鏡をかけられないように,第一印象を念頭に置いた外見で臨みましょう.

おわりに

人生は選択の連続です．
全ては自分に責任があり，その感情を選択しているのも自分です．
失敗はない．その方法ではうまくいかないということを学んだ．
そして，柔軟性をもって他の方法をみつける……．
諦めることなく人生の時間を謙虚で大胆に，そして自分らしく過ごす．
自分を信じ，未来を信じる．

自律をめざし，筆者が日々自身に声掛けしていることです．

最後にマザーテレサのメッセージをご紹介し，
みなさまの心身が健やかで平安であることを祈ります．

> 思考に気をつけなさい，それはいつか言葉になるから
> 言葉に気をつけなさい，それはいつか行動になるから
> 行動に気をつけなさい，それはいつか習慣になるから
> 習慣に気をつけなさい，それはいつか性格になるから
> 性格に気をつけなさい，それはいつか運命になるから

土屋 和子

【著者略歴】

土屋 和子
（つちや　かずこ）

1977年	兵庫歯科学院専門学校歯科衛生士科卒業
同　年	神戸国際デンタル・カミムラ歯科医院勤務
1981年	Dr.Raymond.L.Kim's office（米国・ロサンゼルス）にてアシスタント勤務・研修
1982年～	フリーランス体制にて多くの歯科診療室に勤務
2007年	株式会社スマイル・ケア設立
2011年	全米NLP協会公認トレーナー
2014年	日本歯科医療人育成協会設立
2015年	LABプロファイル®マスターコンサルタント認定
現　在	ウエマツ歯科医院（東京都世田谷区）勤務 土屋歯科クリニック＆works（東京都千代田区）勤務 ノブデンタルオフィス（東京都中央区）勤務

プロフェッショナル ワークバランス
ハイジニストワークでつまずかないための78の秘訣　ISBN978-4-263-42209-0

2015年9月25日　第1版第1刷発行

著　者　土　屋　和　子

発行者　大　畑　秀　穂

発行所　医歯薬出版株式会社

〒113-8612　東京都文京区本駒込1-7-10
TEL.（03）5395―7638（編集）・7630（販売）
FAX.（03）5395―7639（編集）・7633（販売）
http://www.ishiyaku.co.jp/
郵便振替番号 00190-5-13816

乱丁，落丁の際はお取り替えいたします　　印刷・あづま堂印刷／愛千製本所

© Ishiyaku Publishers, Inc., 2015. Printed in Japan

本書の複製権・翻訳権・翻案権・上映権・譲渡権・貸与権・公衆送信権（送信可能化権を含む）・口述権は，医歯薬出版（株）が保有します．

本書を無断で複製する行為（コピー，スキャン，デジタルデータ化など）は，「私的使用のための複製」などの著作権法上の限られた例外を除き禁じられています．また私的使用に該当する場合であっても，請負業者等の第三者に依頼し上記の行為を行うことは違法となります．

JCOPY ＜（社）出版者著作権管理機構　委託出版物＞
本書をコピーやスキャン等により複製される場合は，そのつど事前に㈳出版者著作権管理機構（電話 03-3513-6969，FAX 03-3513-6979，e-mail : info@jcopy.or.jp）の許諾を得てください．

好評発売中！ 土屋 和子先生 著書

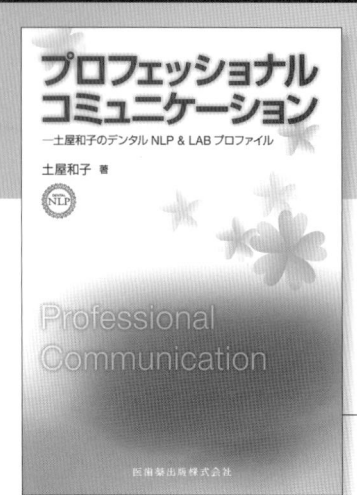

コミュニケーション力を向上させたい歯科医療スタッフ必読の書！
デンタルNLP®とLABプロファイル®のスキルをもとに，患者指導やスタッフとのコミュニケーションの極意をやさしく解説！

プロフェッショナル コミュニケーション
土屋和子のデンタルNLP&LABプロファイル

■土屋和子 著

デンタルNLP®（神経言語プログラミング）とLABプロファイル®を基本とした，コミュニケーションスキルを向上させるためのテキスト．患者指導やスタッフとのコミュニケーションに活かせるように，歯科医院での事例を取り上げながら解説しました．

- ●A5判／118頁／2色刷
  定価（本体 2,400円＋税）
  ISBN978-4-263-42188-8

真の「プロフェッショナル」をめざす歯科衛生士のために
歯科衛生士界の第一線を走り続ける土屋和子先生の豊富な知識と臨床テクニックが詰まった待望の書！

土屋和子の プロフェッショナル ハイジニストワーク

■土屋和子 著

患者さんへのカウンセリング，円滑なコミュニケーション，TBIといった歯科衛生士の臨床の基本から，デブライドメントやスケーリングのテクニック上達法，歯科の最新情報まで，歯科衛生士としてマスターしておきたいあらゆる情報をビジュアルにまとめました．

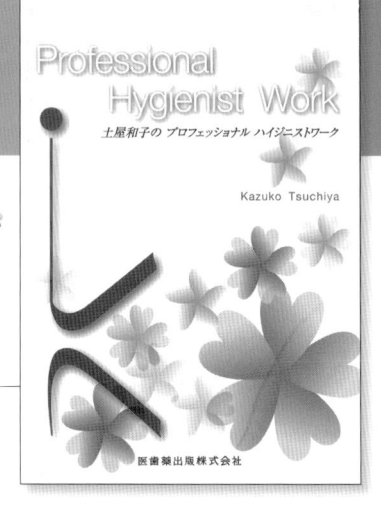

- ●B5判／172頁／カラー
  定価（本体4,200円＋税）
  ISBN978-4-263-46300-0

医歯薬出版株式会社
〒113-8612 東京都文京区本駒込1-7-10　TEL03-5395-7630　FAX03-5395-7633　http://www.ishiyaku.co.jp/